河井昌彦 著

京都大学医学部附属病院
総合周産期母子医療センター・病院教授

第4版

1週間で学ぶ
新生児学

Kinpodo

第4版の出版にあたって

　本書の第1版を出版したのが2005年，第3版の出版が2010年でしたので，第3版から10年と長い年月を経ての改訂版の出版となりました．本書を最初に書いた目的は，1週間という短い期間でも，NICUを回ってきてくれる研修医の皆さんに新生児の魅力を知ってもらいたい…　新生児科・小児科以外の診療科を選択した先生たちにも新生児の特徴を知ってもらいたい…　そんな思いからでした．

　長い年月を経て，今回，第4版を出版させていただくにあたり，気をつけたことは，この間の新生児医療の進歩，新生児医療を取り巻く環境の変化を本書に盛り込むこと，そして，「初めて，医療者として赤ちゃんに接するすべての方々に，知っておいて欲しいこと」を書き込むことでした．

　赤ちゃんは神秘に満ちています．ついさっきまで，お母さんの子宮の中で，ほとんどすべての機能を母親に依存していた胎児が，突然外界に放り出され，その瞬間から母とのつながりを断ち，自分で生きてゆくわけです．これには想像を絶する，「適応」のための試練が待っています．多くの赤ちゃんは，それを難なく乗り越えていくことが可能ですが，中には，手助けを必要とするお子さんもいます．本書には，その「適切な手助け」のための必須知識が詰まっています．

　ぜひ，本書を読んで，実際の赤ちゃんに触れてみてください．

　本書によって，皆さんの「赤ちゃんをみる目」が少し変わったら嬉しい限りです．

2020年8月

京都大学医学部附属病院　総合周産期母子医療センター　病院教授

河井　昌彦

はじめに

　平成16年度からスーパーローテーションによる医師の初期研修が始まり，小児科・産科は必修研修科目に組み込まれ，全てのスーパーローテーター達が，この両科でも研修を行うことになりました．この新しい研修システムは，従来の医療システムを覆すような大きな変革ですが，これが素晴らしい研修体制として確立して行くか否かは，将来どの診療科に進んだとしても，ローテートした際に学んだことが役立つような研修を我々指導医が提供できるかどうかにかかっています．

　小児科・産科に与えられた期間は施設によって異なりますが，概ねそれぞれ1〜3ヵ月程度であり，私の所属する京都大学医学部附属病院においては大多数のスーパーローテーターは両科を各2ヵ月ずつ研修することとなりました．

　この短期間では，小児科の研修期間のうちで新生児の研修に割ける期間はせいぜい1週間程度であり，この短期間に効率よく「新生児の特徴・診察の仕方」を研修して頂き，その経験が，他の診療科に進んで5年後・10年後にも役立つようにするのは，容易なことではありません．

　そこで，国家試験の際に丸暗記していただいたような知識ではなく，また，将来小児科に進む先生にしか役立たない細かい知識は一切省き，他科に進むスーパーローテーターが知って役立つ知識に絞って，本書にまとめました．

　スーパーローテーターはもとより，受け入れる指導医の先生方にも役立つことを念じています．

　平成17年7月

京都大学医学部附属病院　NICU医長

河 井　昌 彦

E-mail: masahiko@kuhp.kyoto-u.ac.jp

CONTENTS

第1日
（月曜日）

新生児の特殊性を学ぼう

1 子宮内生活から子宮外生活へ

2 低出生体重児，早産児の特徴
　を知ろう

1 子宮内生活から子宮外生活へ

　新生児期はたった 28 日間という短い期間で，80 年の人生のうちのホンの 0.1 ％の期間に過ぎません．しかし，この 28 日間は激動の期間で，人生で最も危険な時期と言っても過言ではありません．日本の新生児死亡率は世界でも有数の低値を誇っていますが，それでも 1,000 人出生したら 0.9 人が新生児期に亡くなってしまいます（2016年）．乳児死亡率が 2.0 人／1,000 出生ですから，1 歳までに亡くなる児の約半数が最初の 1 ヵ月に命を落としているのです．

　なぜなら，新生児期は，子宮の中で羊水に浸っていた胎児が，突然外界に放り出され，その生活の変化に適応してゆかねばならない激動の変革期だからです．幸いなことに，ほとんどの赤ちゃんはこの変化を難なく乗り越えていきます．しかし，一部の赤ちゃんはその変化に十分適応できず，医療のサポートを必要とするのです．このため，新生児期の疾患を理解するには，子宮内と子宮外での生活の差を理解することが重要です．

子宮の中での生活
1）臍帯・胎盤を介して，酸素の供給を受けており，肺はいまだ働いていません．
2）臍帯・胎盤を介して，母体から栄養を供給され，老廃物を廃棄してもらっています．
3）一定の温度（37 度くらい）に保たれた，静かな，無菌空間で外敵もありません．

子宮の外での生活
1）自分で呼吸し，肺で酸素と二酸化炭素を交換しなければなりません．
2）消化管から栄養を摂取し，自分で処理して，尿や便として排泄しなければなりません．
3）子宮内に比べて，寒くて刺激が多く，雑菌の住む空間で，外敵に囲まれています．

1．呼吸・循環の変化

　胎盤循環から肺循環への移行は最も大きな変化の1つです．この変化の過程が滞りなく行われるためには，生まれてきた赤ちゃんに，
　　（1）第一呼吸の出現と自発呼吸の確立
　　（2）肺を中心とする循環動態の確立
　　（3）肺でのガス交換
の3つの機能が備わっている必要があります．この3つについて考えてみましょう．

出生後肺循環が確立し生存してゆくための条件とその障害となる病態

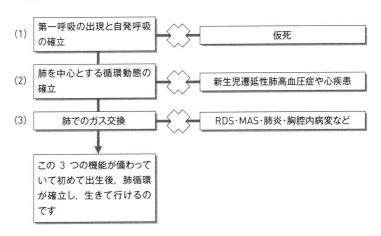

（1）第一呼吸の出現と自発呼吸の確立

　胎児は元々低酸素状態で暮らしていましたが，陣痛が発来し子宮が収縮すると，胎児／胎盤間のガス交換は途絶えがちとなり，正常分娩でも胎児血のpHは7.1〜7.2，PCO_2は70〜80 mmHg，BEは−6〜−8，SaO_2は20％となってしまいます．

　健常児であれば，出生後第一呼吸が起こり，ここから自力で回復

することができますが，分娩が遷延したり，何らかの原因でもともとアシドーシスであった場合には，ここから回復することができず**仮死（用語1）**に陥ってしまうのです．

（2）肺を中心とする循環動態の確立

　新生児期以降のヒトは酸素・二酸化炭素のガス交換を肺で行うこととなります．このため，心臓（右心室）を出た血液は一旦すべて肺へ行きガス交換を行った後，左心室から全身に分配されます．

　一方，胎児期には酸素の供給・二酸化炭素の排泄はすべて胎盤を介して行われていたため，心臓から出る血液の多くは肺へ行く必要はなく，実際心臓から出る血液の10％程度が肺へ行くに過ぎませんでした．

　この胎児期と新生児期以降の，血液の流れの違いにとって最も重要なことは，胎児期は肺の血管抵抗が全身の血管抵抗より高く，これが出生後，直ちに低下してゆくことです．この肺血圧の低下が速やかに起こらない病態が**新生児遷延性肺高血圧症（PPHN）（用語2）**と呼ばれるもので，重篤な病態です．

　一方，多くの**先天性心疾患（用語3）**は胎児循環においては問題を生じず，新生児期以降の循環動態に適応できないため，出生後症状を呈するのです．

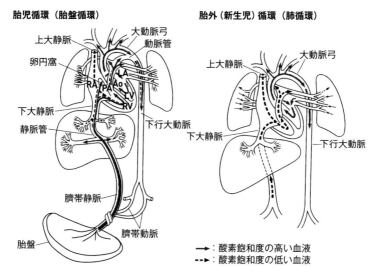

胎児循環（胎盤循環）　　　　胎外（新生児）循環（肺循環）

胎児期の循環動態と新生児期以降の循環動態の違い

臍帯の構造

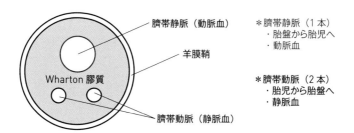

臍帯動脈と臍帯静脈

胎児の血管の動脈静脈は胎児の心臓を起点に考えるため，胎児から胎盤へ行く血管が臍帯動脈であり，胎盤から胎児へ戻る血管が臍帯静脈ということになります．胎児血の酸素化は専ら胎盤で行われるため，臍帯静脈が動脈血，臍帯動脈が静脈血です．
もう1つ，ついでに覚えておいていただきたいのが，臍帯静脈は1本，臍帯動脈は2本ということです．これは，上図（本ページ）からもわかります（よね？）．胎盤から胎児へ向かう血管は1本にまとまって出て行くのですが，胎児から胎盤へ向かう血管は両大腿動脈の分枝なので，2本あるのです．

（3）肺でのガス交換

　出生後初めて肺でのガス交換が開始されますが，これがうまくいかず，呼吸障害に陥る病態は数多く存在します．早産児に特有の呼吸窮迫症候群（respiratory distress syndrome: RDS），仮死に伴う胎便吸引症候群（meconium aspiration syndrome: MAS），その他，肺炎・横隔膜ヘルニアなどの胸腔内病変などがしばしば見られるのです．これらのいくつかについては後で解説します．

２．栄養・代謝の変化

　胎児期には「栄養の供給」，「（ビリルビンを含む）老廃物の排泄」の多くは臍帯を介して母体に依存していました．そのため，消化機能・代謝／排泄機能に関する異常は，たとえ胎児に障害が存在しても，問題とはなりませんでした．

　すなわち，胎児の血中グルコース・カルシウム（Ca）・アミノ酸など胎児にとって必要な栄養成分はすべて，胎盤・臍帯を介して24時間持続的に投与され続けてきたのです．しかし，新生児期以降は自らの口でミルクを飲み，それを吸収・代謝・排泄・調節する必要が生じます．

　このため，出生直後には血糖値の低下・血清Ca濃度の低下といった事態が生じ，これにうまく対処できない児は低血糖症・低Ca血症などの病態に陥ってしまうのです．低血糖症に関しては後で詳しくお話しします．また，哺乳障害・消化器の異常・黄疸（高ビリルビン血症）・代謝障害・腎障害など，胎児期には問題とならなかった障害も，出生後出現してくるのです．

　ほとんどの代謝異常症・腎疾患などは胎児期には症状は見られません．消化管閉鎖などの病態でも，**羊水過多（用語４）**が見られることはありますが，通常，胎児に大きな障害をもたらすことはあり

ません．しかしこれらの障害を有する赤ちゃんは，出生とともに種々の症状を呈し始めるのです．

3．環境の変化

　胎児は静かで暗い，そして **雑菌の少ない子宮（用語5）** の中で生活してきましたが，出生と共にその環境は激変します．子宮の外は，騒々しく，寒く，そして細菌など外敵がうようよしている世界です．正期産児の多くはこの変化に適応できますが，早産児ではその適応がうまく行かず，問題を生じることも少なくありません．

　その上，正期産児においても新生児期は成人と比較すると免疫能が未熟で，成人には病原性を持たない弱毒菌が重症感染を引き起こすことがあり，注意が必要です．

用語1　仮死

　かつては胎児の状態が悪いときに「胎児仮死」という用語を使用していましたが，最近は使わなくなりました．その代わりに使用されるのがNRFS（non reassuring fetal status）という用語です．「胎児仮死」の診断の元，緊急帝王切開で出生した児が元気に生まれてくることがしばしばあります．そんな時「良かった～」と思ってくれる人ばかりなら良いのですが，中には「本当は元気なのに，胎児仮死だなんて言って，帝王切開したのは誤診だ！」なんて訴える人もいるのです．でも，胎児の状態を完全に把握することは難しいのです．

　このため，「胎児仮死」なんて断定的な表現は止めて，胎児が元気であることが証明できない状態（non reassuring fetal status：NRFS）」という用語に変えようということになったのです．一方，「新生児仮死」という用語は現在も使用されています．新生児の場合は胎児とは違い，目の前にいる児をきちんと診察し，仮死か否かを直接評価できるからです．

用語2　新生児遷延性肺高血圧症（persistent pulmonary hypertension of newborn: PPHN）

　胎児期の肺高血圧状態が出生後も遷延する病態ですが，以前は「胎児循環遺残症」と呼ばれていました．しかし，胎児循環の最も重要な胎盤が切り離された後なので，この呼称は不適切と考えられるようになり，新生児遷延性肺高血圧症と呼ばれるようになりました．

用語3　先天性心疾患

　いくつかの先天性心疾患の症状の発現は，肺の血管抵抗と深い関係があります．代表的な疾患である心室中隔欠損症の場合，欠損孔がかなり大きくても出生後しばらくは肺の血管抵抗が高く，左右シャントの量が少ないので，症状は見られないことがほとんどです．そして出生後，肺の血管抵抗が下がるにつれて肺へ行く血液量が増え，次第に心臓への負荷が大きくなり，心不全兆候が出現してくるのです．

用語4　羊水過多

　羊水過多をきたす病態として，「上部消化管の閉鎖」と「無脳症・二分脊椎などの神経管の閉鎖不全症」の2つを覚えておいてください．とりわけ神経管の閉鎖不全症は着床時から妊娠初期の母体が葉酸をしっかり摂取することで防げることがわかっているので，妊娠可能年齢の女性には葉酸の摂取が推奨されています．

用語5　雑菌の少ない子宮

　少し前まで，子宮の中は無菌状態であるのが正常と考えられていました．しかし最近の研究で，そうではないらしいと考えられるようになってきました．近年，腸内細菌叢が種々の疾患や体質に影響するという報告が相次いでいますが，母体の細菌叢が胎児にも移行し，児の体質・疾患リスクに影響するのではと考えられるようになってきたのです．

2 低出生体重児，早産児の特徴を知ろう

　ここまで，新生児期が子宮内生活から子宮外生活の変化の時期であり，その変化に適応するのがいかに大変かについて話してきましたが，ほとんどの正期産児はこの変化を難なく乗り切ってしまいます．しかし，早産児は子宮外での生活に適応する能力を獲得する前に出生してしまうため，呼吸・循環・栄養・代謝など多方面にわたって自力では適応することができず，NICU に入院して医療のサポートを受ける必要が生じます．

　今や，在胎 22 週の超早産児が救命されることも稀ではなく，在胎 24 週ともなれば 7～8 割以上が救命しうる時代となっていますが，まだまだ，解決すべき問題も残されています．現在の新生児医療を理解し，より良い新生児医療を切り開いていくためには，早産児が直面する病態を理解することが重要なので，ここに低出生体重児（LBWI: low birth weight infant）にしばしば起こる問題を解説します．

1. 早産児・低出生体重児の定義

　定義を覚えることは無味乾燥なもので，最も苦痛を伴うものだとは思いますが…以下の定義は覚えておいてください．

・37 週以上 42 週未満の児を正期産児，37 週未満の児を早産児，42 週以上の児を過期産児と呼ぶ．
・正常の出生体重は 2,500g 以上 4,000g 未満で，2,500g 未満の児を低出生体重児，4,000g 以上の児を巨大児と呼ぶ．

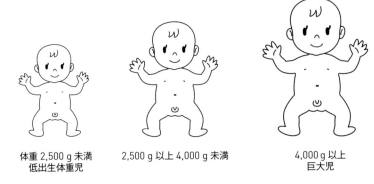

体重 2,500 g 未満 低出生体重児	2,500 g 以上 4,000 g 未満	4,000 g 以上 巨大児

正常児，低出生体重児，巨大児

　早産児の中で，最も重篤で，医療の必要性が高いのは在胎週数 28 週未満の超早産児と呼ばれる児ですが，近年 34 週以降 37 週未満といった**後期早産児（Late preterm infant）**も決して侮ってはいけないと注意喚起されています．少し早く生まれるだけでも，出生時の適応がうまくいかないリスクが高くなるだけでなく，長期の発達予後にも差が出る可能性が指摘されているのです．

2．呼吸器

　子宮外で生きてゆくためには，
「自発呼吸が確立していること」
「肺胞でのガス交換が可能であること」
が必要であることは先ほど説明しました．

　低出生体重児では規則的な自発呼吸が見られず，**無呼吸発作（用語 6）**を生じたり，肺胞でのガス交換ができない呼吸窮迫症候群（RDS；後述）を発症したりすることがあります．これらの問題を有する早産児は人工呼吸管理などの呼吸の補助が必要となるのです．

3．循環器

出生前の胎盤を中心とする循環（胎盤循環）から出生後の肺を中心とする循環（肺循環）への移行は，出生に伴う変化の中で最大のものです．そのためには出生後，肺血管抵抗が低下してゆくことが重要なことは前述しましたが，その他の変化の1つが動脈管の閉鎖です．

正期産児では動脈管は通常自然に閉鎖し，たとえ閉鎖しなくとも血行動態に大きな影響を及ぼすことは少ないのですが，早産・低出生体重の**動脈管開存症（PDA）（用語7）**は肺血流を増やし，呼吸不全・心不全・体血流の減少を招き，臓器障害をきたすなど重大な影響をもたらすことも稀ではありません．

4．出血傾向

正期産児も成人に比較すると凝固機能は未熟ですが，早産児ではその傾向がより顕著です．特に，早産児の血管はより脆弱で，フィブリノーゲンなどの凝固因子も少ないため，非常に出血しやすい状態です．

頭蓋内出血などの重症出血を予防することは，早産児の予後を改善する上で最も重要なものの1つであり，我々新生児科医が最も気を使うことの1つなのです．

5．易感染性

早産児は，皮膚は脆弱で，母体からの**免疫グロブリンの移行（用語8）**も不足しています．その上，気管内チューブや中心静脈ライ

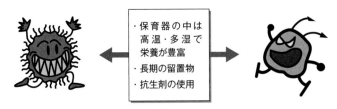

早産児に感染が生じやすい理由

- ・保育器の中は高温・多湿で栄養が豊富
- ・長期の留置物
- ・抗生剤の使用

ンなど多くの留置物を必要とし，高温・多湿な保育器での生活を余儀なくされ，易感染性をもたらす要素が多数存在するのです．

　このため，感染対策も重要な治療の1つになります．

6. 未熟児網膜症

　27〜28週未満の早産児ではレーザー治療などを要することが多く，より週数の早い児では失明の危険すら存在します．過剰な酸素投与などが網膜症の発症を助長することが知られており，きめ細かい呼吸管理が大切なのです．

　なお，近年，抗VEGF抗体の眼内投与が重症未熟児網膜症の進展防止に有効であることが報告され，期待が寄せられています．

7. 栄養・消化器

　早産児は，吸啜・嚥下・消化など腸管からの栄養の摂取に必要な機能が備わっておらず，満期に生まれた赤ちゃんのように出生後すぐに口からミルクを飲むことはできません．このため，鼻や口から胃内に挿入したチューブからの栄養や，点滴による栄養分の補充が必要となることもあります．

　中心静脈からの高カロリー輸液の進歩は早産児の救命の中心的な役割を担っている分野の1つです．アミノ酸を含む栄養を日齢0から積極的に投与するAggressive Nutritionが現在の新生児医療のトレンドとなっているのです．

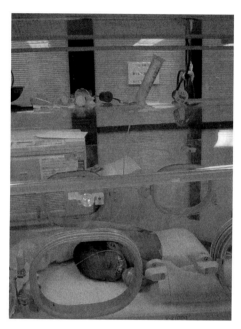

うつ伏せ状態で経管栄養を行っている早産児

　この写真はうつ伏せの状態で経管栄養を行っている早産児を撮ったものですが，うつ伏せ寝（用語9）はSIDS（用語9）を招くリスクが高く，注意が必要です．しかし未熟な児には，うつ伏せの方が呼吸・循環が安定するといったメリットがあるのです．

8. 腎機能

　新生児は一般に腎機能が未熟ですが，早産児・低出生体重児では
その傾向がより顕著です．このため，**電解質**（用語10）の異常を
きたしやすく常に注意が必要です．とりわけ，出生後早期の高カリ
ウム血症は重篤なことも多く，しばしば大きな問題となります．

　このように，低出生体重児・早産児はいろいろな問題を抱えてお
り，その1つ1つを無事乗り越えて初めて，救命が可能となるの
です．

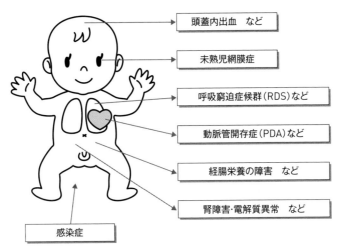

頭蓋内出血　など

未熟児網膜症

呼吸窮迫症候群（RDS）など

動脈管開存症（PDA）など

経腸栄養の障害　など

腎障害・電解質異常　など

感染症

いろいろな問題を抱えている赤ちゃん

9. 早産児の予後

　早産児・低出生体重児の頻度は年々増加しており，今では，早産児の占める割合は全出生の 10 ％弱になっています．ここ 10 数年の新生児医療の進歩は目覚ましく，22 週の児が救命されることも珍しくはなく， 23 週以降の児であれば，生存が十分期待できる時代となってきています．

　しかし，出生体重・在胎週数が小さいほど，種々の問題が生じやすいのも現実です．特に出生体重 1,000 g 未満の児では，在宅酸素や経管栄養といった医療的ケアが必要となったり，脳性まひ～知能障害～注意欠陥多動障害（attention deficit hyperactivity disorder: ADHD）～学習障害といった発達の問題が生じることも決して稀ではなく，今後も様々な領域での進歩が望まれます．

　ここに，あえて様々な領域での進歩と書いたのは，これらの児に幸福をもたらすには，新生児に関わる医療者の力だけでは限界があるからです．適切な母体管理，これは，産科医のみならず，母体合併症の管理などを担う内科医に依存するところも決して少なくありません．

　また，外科・心臓血管外科は言うまでもなく，整形外科/理学療法（運動機能など）・眼科（網膜症など）・耳鼻科（難聴など）など，多くの科と連携しながら一人一人のお子さんの問題点を解決してゆくことが重要なのです．そして，もっと重要なことは，早産児の養育環境を支える社会の成熟です．医療的ケアを要する子どもたちが安心して，のびのびと暮らしていけるような世の中・社会システムの充実も急務なのです．

第 1 日（月）

2　低出生体重児，早産児の特徴を知ろう

用語6　無呼吸発作

　我々は，いくら呼吸を止めようと思っても，ガス交換が停止してしばらくすると，体内に二酸化炭素が貯まり，息苦しくなり，呼吸せずにいられなくなってしまいます．しかし，早産児では呼吸中枢が未熟なために，体内に二酸化炭素が貯まると，それによって呼吸が抑制されてしまうことがあるのです．

用語7　動脈管開存症（PDA: patent ductus arteriosus）

　胎児期は肺血圧が高いために，右心室から肺へと送り出された血液が"動脈管"を介して，全身へ逃げていました（右左シャント）．通常ならば出生後は自然に閉鎖するのですが，すぐに閉鎖しない場合は，血液の流れが胎児期とは反対になります．すなわち，肺血圧が低下し，体血圧より低くなるため，今度は左心室から全身へと送り出された血液が"動脈管"を介して肺へと流れてゆくのです（左右シャント）．

用語8　免疫グロブリンの移行

　母体からの免疫グロブリンのおかげで，乳児期には麻疹や風疹などの感染は生じにくいのですが，これはIgGの移行によります．母体からのIgGの移行は在胎24週で満期の約20％，在胎28週で満期の30％程度に過ぎません．このため，著しい早産児ではこれらの感染にも罹患しやすいのです．一方，IgMは胎盤を通過することはできません．このため，胎内・出生直後の新生児の血清IgMの高値は胎内感染を示す重要な所見となります．

用語9　うつ伏せ寝とSIDS（sudden infant death syndrome: 乳児突然死症候群）

　SIDSとは，健康ないしは健康と思われていた乳児が突然死亡してしまう病態で，生後1歳までに好発し，低出生体重・人工乳栄養・周囲の喫煙に加えて，うつ伏せ寝などがその危険を高めると考えられています．したがって乳児は仰向けに寝かせるのが原則ですが，早産児の場合，うつ伏せ寝には「呼吸が楽になり，消化管の動きが良くなる」などの利点があります．そこでNICUなどでは，モニター下にうつ伏せ寝を行うことがあります．

用語10　新生児の電解質

　新生児に輸液をする場合，生後1～2日はブドウ糖のみを投与し，その後，輸液内容にNaを加え，それから1～2日たって初めてKを加えるのが一般的です．これは，生後すぐにはNa利尿に乏しく，徐々にNa利尿，K利尿がつき始めるからです．このように，新生児の輸液は日替わりメニューで変えてゆく必要があります．

Topics　早産児の抱える問題・発達障害

　新生児医療は高度の進歩を遂げ，在胎週数22週，出生体重300gといった超早産・超低出生体重児が救命可能な時代となりました．しかし，残念ながら，救命された児が皆，なんの障害もなく，正期産で生まれた児と同じような生活を送れるようになったわけではありません．

　医療の進歩により，脳室内出血など致命的な合併症は確実に減少し，脳性まひ・寝たきりといった重度の障害を持つお子さんの数は減少しつつありますが，その一方で，救命し得た早産児・低出生体重児には，広汎性発達障害の児が多いことが分かってきたのです．具体的には，注意欠陥多動症（ADHD: attention deficit hyperactivity disorder），学習障害（LD: learning disability），自閉症（autism spectrum disorder）などの病態が多いことが多数，報告されています．

　「広汎性発達障害」とは，社会性の獲得やコミュニケーション能力の獲得といった人間の基本的な機能の発達遅滞を特徴とする，精神と行動の障害を指す疾患概念です．なかでも，とりわけ早産児に多いのが，注意欠陥多動性障害（ADHD）です．

　「ADHD」は，多動性・衝動性と注意力の障害を特徴とする行動の障害で，具体的には，「細かいことに注意を払えない，注意を持続できない，周囲の刺激に気が散る（転動性が高い），絶えずせわしく動きまわる，身体の一部をくねくね・もじもじ動かす，よくしゃべる」などといった症状を主体とする病態です．学校など集団生活で問題を生じることが多く，「不注意な間違いが多い，始めたことをやり遂げない，言われていることを聞いていない，忘れ物・落とし物が目立つ」などが特徴とされます．

　学童期には3〜5％の子どもがADHDだと言われていますが，ADHDの発症のリスクは，在胎40週で生まれた児を1とすると，35〜36週で生まれた児は1.2倍，29〜34週で生まれた児では1.4倍，28週以下で生まれた児は2.2倍と報告されており，在胎週数が短くなるほどADHDの発症率は有意に高いのです．

　ADHDの発症には環境要因だけではなく，遺伝的素因も関与しているとは思われますが，在胎週数とADHD発症率がこれだけ強く相関している事実は，やはり，早産がADHDのリスクを増加させていることを強く示唆しています．

　そこで，早産児の発達障害はなぜ生じるのか？　どうすれば，それを予防・治療できるのか？　が，新生児医療の新たな分野として注目されています．

第2日（火曜日）

新生児に独特な診察・検査方法

3 新生児の診察のしかたを知ろう

　新生児の診察は，新生児科医以外にとっては「非常に難しい」とよく言われます．それは，新生児は感染症だからといって発熱するとは限らないし，どこが痛いと訴えてくれるわけではないし…と言った理由からでしょう．しかし，ポイントを押さえれば，新生児は仮病を使ったり，大げさに訴えるなどということはないので，むしろ診察はわかりやすい面もあるのです．

　ただし，短時間に必要な情報をすべて得る…そんな診察をするのは，新生児科医にとっても必ずしも容易なことではありません．ここでは，新生児の特殊性を理解し，重要な所見を確実に押さえるために必要な，系統的な診察法を学びましょう．

1. 診察の流れ

　診察の流れをチャートで示し，それぞれのステップを解説します．

（1）情報収集

　赤ちゃんは何も話してくれませんので，「病歴」に関する情報は診察前に収集しておく必要があります．

【母体情報】
・母体の年齢，基礎疾患，薬物／嗜好品歴
・母親の過去の妊娠出産歴とその経過
・妊娠中の感染症などのスクリーニング検査

診察の流れ

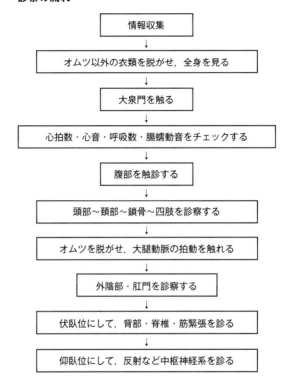

情報収集
↓
オムツ以外の衣類を脱がせ，全身を見る
↓
大泉門を触る
↓
心拍数・心音・呼吸数・腸蠕動音をチェックする
↓
腹部を触診する
↓
頭部〜頚部〜鎖骨〜四肢を診察する
↓
オムツを脱がせ，大腿動脈の拍動を触れる
↓
外陰部・肛門を診察する
↓
伏臥位にして，背部・脊椎・筋緊張を診る
↓
仰臥位にして，反射など中枢神経系を診る

【今回の妊娠経過に関する情報】

・感染のリスクや胎児仮死の有無

・在胎週数，出生体重

【出生児の状況】

・アプガースコア，蘇生の有無

【出生後の経過】

・出生後の哺乳・利尿・排便状況，体重の増減

（2）オムツ以外の衣類を脱がせ，全身を見る

・姿勢（筋緊張）の異常の有無を診る

- ・顔貌（顔の表情）／皮膚色から全身状態を把握する
- ・呼吸様式から安定した呼吸か？ 努力呼吸をしているか？ を見る
- ・一見してわかるような外表奇形の有無を見る

この時点で，Doing well, Not doing well の多くが判断できるのです！

正常な呼吸とは

正常な新生児の呼吸数は 40～60 回/分であるが，呼吸様式の異常の指標としては Silverman's retraction score が重要なので，ここに示す.

Silverman's retraction score（Silverman, 1956）

	吸　気　相				呼気相
	上胸部	下胸部	剣状突起窩陥凹	鼻孔拡大鼻翼呼吸	呼気時うめき
GRADE 0	胸と腹とが同時に上下する	肋間陥凹なし	なし	なし	
GRADE 1	吸気のとき，遅れる	わずかに見える	わずかに見える	僅微	聴診器でのみ聞こえる
GRADE 2	シーソー運動（腹が上がると胸が下がる）	著明	著明	著明	耳で聞こえる

注意すべき皮膚色の解釈について

①チアノーゼ

＊チアノーゼは還元ヘモグロビンが 5 g/dL 以上になると現れる.
一般に動脈血の酸素飽和度が 80％ を切ると現れるが，貧血・蒼白で出現しにくく，多血で出現しやすい（☞p53 参照）.

＊末梢性チアノーゼは生後48時間以内には生理的にも出現し
うる.
＊生後早期には，啼泣時に肺血管抵抗が上昇し，RLシャントを生
じ，中枢性のチアノーゼをきたすことは生理的にも起こり
うる.

② 蒼 白
＊全身の蒼白は強度の貧血and/orショックなどによる末梢循環
不全を意味する重大な所見である.
＊皮膚が温かい場合，capillary refilling time（CRT）が3秒を超え
るのは循環不全を意味する.
＊蒼白状態では，チアノーゼはあってもわかりにくく，注意が必
要.

③ 黄 疸
＊出生後24時間以内の早発性黄疸は，血液型不適合による溶血
性黄疸を示唆する.とりわけ，進行する貧血の並存は重要.
＊生理的黄疸は通常，日齢2〜4に見られるが，多血・出血・胎便
排泄遅延・哺乳不良（脱水傾向）・肝障害・仮死などの黄疸増強
因子があれば，より慎重にフォローする必要がある.

（3）大泉門を触る
・泣かせる前に大泉門を触り，その緊張度を見る.
・大泉門の膨隆は，脳圧亢進すなわち髄膜炎あるいは水頭症，頭
蓋内出血などを示唆する.
・正期産児の大泉門は最大3×3cm程度だが，個人差が大きい.

（4）心拍数・心音・呼吸数・腸蠕動音をチェックする
・正常な新生児の呼吸数は40〜50回/分.

・呼吸数が持続して55回/分以上あれば慎重な観察が必要.

・腸蠕動音の亢進・減弱は嘔吐・腹部膨満・胎便排泄遅延のある際には重要.

・心雑音は必ずしも心疾患を意味せず,逆に心雑音のないことは決して心疾患でないことを意味しない.新生児期に聴取される心雑音の80～90％は1歳までに消失する.しかし,やはり心雑音が心疾患の重要な徴候であることもある.

(5) 腹部を触診する

新生児の肝臓・脾臓・腎臓などの主要臓器の触れ方に注意が必要である.

・肝臓は右季肋下2cmまでは正常.

・脾臓の下局は触れてよいが,1cm以上触れる場合は精査が必要.

・腎臓は必ず下局を触れる(もし触れなければ,腎低形成!).

・臍およびその周囲の発赤は感染を意味する.

(6) 頭部～頚部～鎖骨～四肢を診察する

【頭部】

・大泉門・小泉門・骨縫合線を確認する.

・大泉門は<3×3cm,小泉門は閉じていることも多く2cmを超えることは稀(3%未満).

・頭部全体を触り,頭血腫・帽状腱膜下出血・産瘤などの有無を見る.

・産瘤は局所の浮腫で心配ないが,頭血腫・帽状腱膜下出血は注意が必要である.鑑別の要点を図・表で示す.

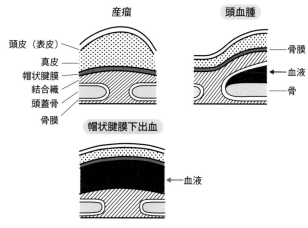

産瘤・頭血腫・帽状腱膜下出血
それぞれの貯留物・液体貯留部位の違いが重要.

産瘤・頭血腫・帽状腱膜下出血の鑑別点

	産瘤	頭血腫	帽状腱膜下出血
病態	一過性の浮腫	骨膜と頭蓋骨の間の出血	帽状腱膜と骨膜の間の出血で,頭部~顔面に広がることがある
骨縫合との関係	骨縫合を超える	骨縫合を超えない	骨縫合を超える
臨床経過	出生後に増大することはない	生後2~3日から増大し,黄疸が増強することがある	大量出血を生じ,ショックに陥ることがある

【頚部~鎖骨~四肢の診察】

　上下肢の長さ・左右差・伸展／屈曲の異常の有無をチェックする.

・多指／合指症,多趾／合趾症.

・上腕神経麻痺:上肢の自発運動の欠如,モローの左右差などから気づかれる.

・四肢の異常を見た場合は子宮内姿位との関連も重要.

（7）オムツを脱がせ，大腿動脈の拍動を触れる

　出生直後に見落とされて産科を退院し，1ヵ月検診までに死に至る心疾患の代表は大動脈離断あるいは大動脈縮索症と左心低形成である．とりわけ前者（大動脈弓離断あるいは大動脈縮索症）の場合，聴診では診断がつかないことが多いので，診断が極めて難しいことがある．

　そこで，大動脈弓離断あるいは大動脈縮索症を疑うポイントをここに記す（☞p99参照）．

・生後2時間以上たっても Postductal oxygen saturation が95％未満である．
・大腿動脈の拍動が弱い，あるいは触知しない．
・上肢の血圧に比べて下肢の血圧が20 mmHg以上低い．

（8）外陰部・肛門を診察する

・男児あるいは女児として外性器の形態に異常がないかチェックする．
・肛門があるか否かは鎖肛の診断に重要．

（9）伏臥位にして，背部・脊椎・筋緊張を診る

（10）仰臥位にして，反射など中枢神経系を診る

・モロー反射・吸啜反射・把握反射などを診る．

（11）新生児特有の反射

　乳児期には種々の反射が見られますが，とりわけ新生児期には脊髄〜脳幹下部（延髄・橋）レベルの原始反射が見られます．そのうちのいくつかを紹介しますが，この時期にしか見られない反射ですので，ぜひ体験してみてください．

①モロー反射

児の頭を少し持ち上げ，手の平の上に急に落下させた時の，肘関節を進展させ，上肢を外排しながら，手を開いて，その後，上肢を屈曲し，内旋させながら，手を閉じるという一連の反応をモロー反射と言います．

うまく出すコツは，頭の落下する加速度が必要なので，すばやくすることです．もちろん，頭をガツンと打ち付けてよいわけではありませんので，ほどほどにしなければなりません．

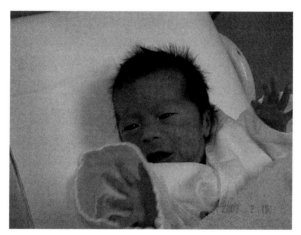

モロー反射

②吸啜反射

口腔内に捕らえたものを吸う反射のことです．この反射は，口腔内の乳首を吸って，ミルクを飲む行為に直結するので，新生児期にはなくてはならない反射です．

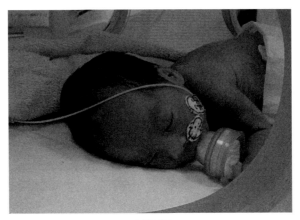

吸啜反射

③把握反射

　手掌あるいは足底を少し圧迫すると握り締める反射で，最も可愛い反射の1つと言えるでしょう．

　ただし，手の平に触れるものを何でも握り締めていたら，自分の意思で物をつかんだり放したりできませんので，その頃までには消失します．

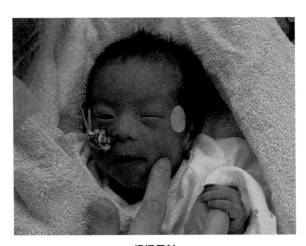

把握反射

4　新生児特有の採血方法

　成人では難なく行われる採血1つをとっても，新生児の場合，慣れないうちは難しいものです．ここでは，新生児特有の「足底採血（毛細血管採血）」を説明します．

1．足底採血（毛細血管採血）

　児の踵を図（a）のように固定し，図（b）に×印で示した穿刺部位をアルコール消毒します．十分乾燥させた後にランセット針で穿刺し，流出する血液をキャピラリー管で採取するのです．

(a)

(b)

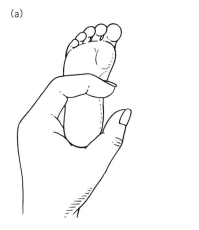
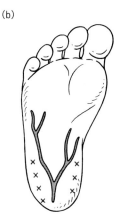

足底採血（毛細管採血）

2. 失敗しないためのポイント

（1）穿刺する前に，足底を十分うっ血させておくと，十分な血液
　　　量が採取できます．

（2）アルコールが十分乾く前に穿刺すると，溶血し正確な測定結
　　　果が得られないので，よく乾燥させることが重要です．

（3）強く絞りすぎると，溶血するため，正確な測定結果が得られ
　　　ないので，優しく絞ることも重要です．

（4）足底採血に限りませんが，新生児・乳児の採血で最も大切な
　　　のは，いかに上手に駆血するか，です．

アドバイス

　一生懸命駆血して，児の手足は内出血で真っ青になっているのに
十分量の血液が出てこない！　というのが初心者にありがちです
が，これは当たり前で…

　駆血に重要なことは，駆血を緩めて，末梢まで血液を流してやる
ことです．

　「緩めては絞る．緩めては絞る」
これを繰り返すことが重要です．

　初心者にありがちな，

　「絞って，絞って，また絞る」
という駆血法では，すぐに血液は出なくなってしまうのです．

MEMO

今，足底採血が簡便だといったところなのですが…

　Cochrane に新生児の足底採血と熟練した術者による静脈血管からの採血ではどちらの痛みが強いか？　というメタアナリシスがあります．その結果，静脈からの採血の方が，はるかに痛みが少ないとのことです．

　足底採血は痛いんだ！　ということだけは覚えておいてください．

　(Shah V, et al: Venepuncture versus heel lance for blood sampling in term neonates. Cochrane Database of Systemic Reviews 2004, Issue 4. CD001452)

第2日（火）

4　新生児特有の採血方法

5　頭部超音波検査

　新生児に行う特殊検査の代表的なものの 1 つが頭部超音波検査です．
超音波は骨を通過しないので，通常，骨で覆われた部位は超音波検査の対
象外であり，頭蓋内はその代表的な部位です．しかし，大泉門がまだ開い
ている児では，それを介して頭蓋内を観察することができます．

　新生児科医以外の医師にとって，めったに経験することのない手技で
す．しかし，頭蓋内出血・脳浮腫・水頭症などの診断には欠かせない手技
であり，ベッドサイドで繰り返しできる検査ですので，一度は経験してみ
てください．

1．大泉門からのアプローチ

1．冠状断面 Coronal section

　画面右を左半球とし，冠状断にあて左右対称にする．前～後にス
キャンしていくと順次，以下の像が得られます．"脳室・脈絡叢の形
態"を指標にすると，どこを見ているのかがわかりやすくなります．

（1）側脳室前角を通る断面．

（2）側脳室～モンロー孔～第三脳室を通る断面：脳室に沿って，
　　脈絡叢が「V字型」に見えます．

（3）側脳室体部～第三脳室～大孔を通る断面：側脳室下方／第三
　　脳室側方に視床が観察されます．

（4）側脳室体部～側脳室下角～小脳を通る断面．

（5）側脳室後部を通る断面：側脳室内側の脈絡叢が「ハの字型」
　　に見えます．

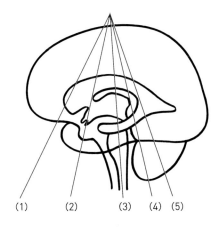

(1)　(2)　(3)　(4)(5)

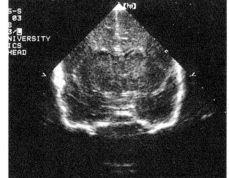

（1）の断面：前頭葉の脳
　　　実質内に側脳室前
　　　角が見られ，両脳室
　　　間に透明中隔腔が
　　　存在します．

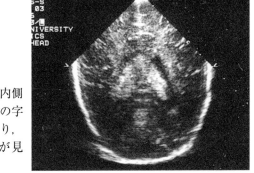

（5）の断面：側脳室内側
　　　の脈絡叢が「ハの字
　　　型」に見えており，
　　　下方には小脳が見
　　　えます．

冠状断面

2. 矢状断面 Sagittal section

　画面の右を後頭部として矢状断とします．まず，正中矢状断面を描出し，プローブを左右に振ります．

（1）正中矢状断面：モンロー孔～第三脳室～中脳水道～第四脳室
　　を通る断面．

（2）傍矢状断面：側脳室・脈絡叢・視床などが観察されます．この画面で観察される側脳室外側の脳実質が虚血性病変の好発部位であり，その輝度の変化に注意します．

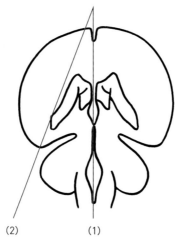

（2）　　　　　　　　（1）

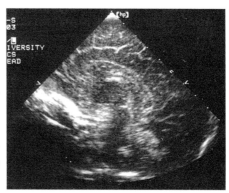

（1）正中矢状断面：実際
　　のエコー画像では，
　　脳幹まではっきり
　　と見え，大脳を走行
　　する動脈の拍動が
　　観察されます．

矢状断面

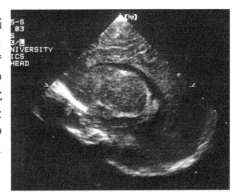

（2）傍矢状断面：側脳
室・脈絡叢が描出さ
れます. この断面で
見られる側脳室の
外側が虚血性変化
の好発部位で, また
脳室内出血もこの
断面で見られるこ
とがしばしばあり
ます.

矢状断面（つづき）

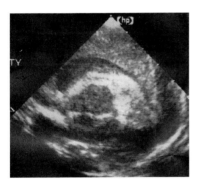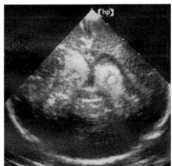

　これまで正常のエコー像をお示ししましたが, 最後に異常像をお
見せします.

矢状断面（異常像）

　これは頭蓋内出血の画像です. 脈絡叢とほぼ同輝度の出血巣が脳
室内および脳実質に広がっているのがわかります.

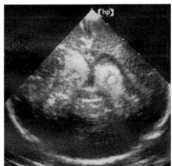

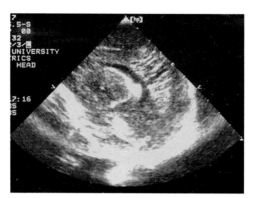

脳室周囲白質軟化症

　これは 脳室周囲白質軟化症（用語 11）の画像です．脳室周囲の脳実質が脱落し黒く抜けて見えているのが，おわかりいただけると思います．

　これらは，神経学的後遺症に直結する非常に重要な病態です．

【その他】
　前大脳動脈，中大脳動脈，脳底動脈の脳血流をドプラー計測することができます．これによって脳内の血行動態が把握することが現在の新生児医療では常識となっています．

用語11　脳室周囲白質軟化症
　　　　（periventricular leukomalacia: PVL）
　大脳白室への血管の未熟性・脳血流の調節機構の未熟性・オリゴデンドログリア前駆細胞の脆弱性があいまって生じるオリゴデンドログリアの障害がPVLの本態と考えられており，早産児に特異的に発症する病態です．現在，有効な治療法はなく，PVLを起こさせぬ管理が最も重要とされています．とりわけハイリスク児では，感染・血圧の変動・低酸素血症・低二酸化炭素血症がPVLを引き起こす因子として重要であり，これを予防することが肝要です．

Topics　母乳栄養の重要性

　母乳は赤ちゃんにとって最良の栄養です．母児の愛着形成の促進などは言うまでもありませんが，科学的にも母乳の重要性は多数指摘されています．その1つの例として，ここでは，母乳の免疫調整因子について解説しましょう．

母乳に含まれる免疫調整因子

・ラクトフェリン	・ムチン	・補体
・分泌型 IgA	・オリゴ糖	・リゾチーム

　上記に母乳に含まれる免疫調整因子の代表的なものを挙げましたが，耳にしたことがある物質はいくつあったでしょうか？　おそらく1つも聞いたことがない，という方はいないのではないでしょうか？

　「ラクトフェリン」はおそらく一度は耳にされたことがあるのではないかと思います．ヨーグルトなど様々な食品に添加され，その効能が謳われています．成人に対しては，発がん予防や内臓脂肪の軽減・関節炎や大腸炎といった炎症を抑制する作用も重要です．一方，新生児にとっては，大腸内のビフィズス菌を増やす働きが重要だと考えられています．

　「オリゴ糖」も最近話題なので，ご存じの方も多いでしょう．オリゴ糖は小腸では吸収されないため，大腸まで吸収されずに運ばれ，そこでビフィズス菌の餌になると言われています．すなわち，ラクトフェリン同様，ビフィズス菌を増やす効果が期待されるのです．

　さて，ラクトフェリンやオリゴ糖がビフィズス菌を増やすのに有効だと書きましたが，一体なぜ，ビフィズス菌がそんなに重要なのでしょうか？　それは，ビフィズス菌には次の3つの作用があるからです．

ビフィズス菌のもつ3つの作用

腸内細菌叢の維持	有害な細菌・ウイルスの生育を抑制することによって，腸の運動を調整し，下痢・便秘を防ぐ
免疫調整	アトピー性皮膚炎や花粉症の予防・改善に有効である
生活習慣病の予防	コレステロール・血圧を下げ，がんを予防する

ビフィズス菌にはこのような重要な作用があると考えられていますが，ビフィズス菌が初めて分離同定されたのは，何を隠そう「赤ちゃんの便」からです．これは赤ちゃんの便の腸内細菌叢の99％がビフィズス菌であるためです．なお，成人ではビフィズス菌の割合は約10％，60歳にもなると1％以下にまで減少してしまいます．すなわち，母乳を飲んで育つ赤ちゃんにはビフィズス菌が極めて多く，母乳を飲まなくなって，年を重ねるとビフィズス菌の割合はどんどん減っていってしまうのです．

　そのほかにも，「分泌型IgA」，「補体」，「ムチン」，「リゾチーム」なども，免疫力アップに役立っていると考えられています．すなわち，私たちが有難がって買い求めている健康食品の多くが母乳には詰まっているのです．

第3日
（水曜日）

仮死の蘇生

6 新生児仮死の病態

　胎児がいかに苛酷な状況（低酸素・アシドーシス）を乗り越え，第一呼吸を生じ，自己回復していくかは第 1 日の「第一呼吸の出現と自発呼吸の確立」の項で説明しました．

　ここでは，遷延分娩・過強陣痛・胎児仮死のため分娩前からアシドーシスに陥っていた児など，自力では回復できないケース，すなわち，新生児仮死の病態について説明します．

1．1度仮死

　胎児／胎盤間のガス交換が途絶えて 2〜3 分すると，自発呼吸が始まりますが，その後も低酸素状態が続くと呼吸は停止してしまいます．これを 1 次性無呼吸と呼びます．

　この状態で出生した児は，チアノーゼは著明ですが，心拍数・血圧はほぼ保たれており，1 度仮死と称されます．1 度仮死の場合は，刺激や吸引で容易に自発呼吸が確立できます．

2．2度仮死

　1 次性無呼吸が数分続いた後，児はあえぎ呼吸を始めますが，あえぎ呼吸は十分な換気とはならず，心拍数・血圧は急速に低下し，数分後には呼吸は再び停止してしまいます．これを 2 次性無呼吸と呼び，この状態で出生した児は，血圧も低く，心拍数も落ちていることからショック状態に陥っています．

全身色はチアノーゼというよりは蒼白であり，2度仮死と称されます．2度仮死では，単なる刺激や酸素投与のみでは呼吸は確立せず積極的な蘇生（すなわち陽圧換気）が必要となります．

1次性無呼吸・2次性無呼吸（1度仮死・2度仮死）の病態

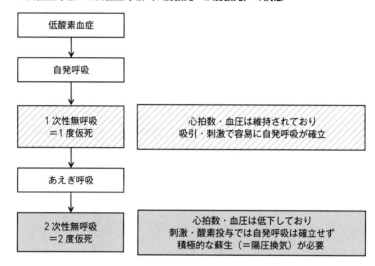

7 アプガースコア

アプガー（Apgar）スコアとは
　Appearance（皮膚の色）
　Pulse（心拍数）
　Grimace（刺激に対する反応性）
　Activity（筋緊張）
　Respiration（呼吸）
の5項目（各2点，10点満点）で，出生後間もない児の全身状態を評価するものです．

　0〜2点を重症仮死，3〜6点を軽症仮死，7〜10点を正常とします．その1分値は子宮内での児の状態を反映し，5分値は児の神経学的予後に相関するとされています．

アプガースコア

徴　候	スコア		
	0	1	2
皮膚色	全身青色または蒼白	体幹ピンク，四肢青色	全身ピンク
心拍数	なし	徐脈（100/分未満）	100/分以上
刺激に対する反応（鼻腔吸引，皮膚刺激）	反応なし	しかめ面	咳，くしゃみ，啼泣
筋緊張	弛緩	やや屈曲	活発な運動
呼吸	なし	ゆっくり，不規則	良好，啼泣あり

　決してアプガースコアの点数から蘇生方法を決定するわけではなく，実際の蘇生の流れは47〜49ページに示す通りなのですが，アプガースコアと実際の蘇生の関係は大雑把に言うと，以下のようにな

ります.

　前項の「1度仮死」,「2度仮死」とアプガースコアを対比させて考えてみましょう.

　1度仮死では，心拍数は保たれています．すなわち，アプガースコアの心拍数の2点がある状態です．一方，2度仮死では，心拍数は急速に低下していますので，アプガースコアの心拍数は0点か1点しかない状態です.

2度仮死

　心拍数が100回/分未満の状態のお子さんが，呼吸をしていたり，筋緊張が良好であったり，刺激に対してよく反応したり，皮膚色が良い，なんてことは一般に考えにくいので，この状態のアプガースコアは多くの場合，0点か1点ということになります．時に，少ししかめ面をする，なんてことはあるかもしれないので，2点程度になることはあるかもしれません.

　重要なのは，このようなお子さんは，刺激だけで呼吸が確立することは望めず，陽圧換気が必要となることです．つまり，アプガースコアが0～1点（時に2点）のお子さんは，陽圧換気が必要という認識が必要になるのです.

1度仮死

　心拍数が100回/分以上のお子さん，すなわち仮死があったとしても，1度仮死のお子さんは，刺激で容易に呼吸が確立するはずです．アプガースコアで2～3点以上のお子さんであれば，まずは慌てず，気道の確保・皮膚の乾燥・刺激を試みることが大切なのです.

8 蘇生の実際

1. 蘇生の基本

　蘇生の基本はいわゆる蘇生のA・B・Cで，これは成人の救急蘇生と変わりません．

　Aは気道（airway）の確保

　Bは呼吸（breathing）の確立

　Cは循環（circulation）の確立

であることも成人のそれと同様です．

　とりわけ，仮死の蘇生においては，気道の確保・呼吸の確立は重要です．

（1）まず，口腔・鼻腔を吸引して，気道をしっかり確保できるポジションをとります．

（2）次に（必要に応じて），マスク・アンド・バッグあるいは気管挿管を行い，酸素投与を開始します．

（3）新生児仮死の徐脈の多くは，換気不全あるいは低酸素血症が原因なので，適切な換気が最も重要です．

（4）適切な酸素投与のみで改善しない徐脈に対しては，胸骨圧迫が必要になりますが，胸骨圧迫は換気効率を悪化させるので，気管挿管下で行うのが原則です．

新生児のマスク・アンド・バッグや気管挿管は少し慣れが必要ですので，分娩に立ち会う可能性のある医師は必ず習得しなければならない技術です．ただし，小児科・産科・麻酔科以外の医師で新生児の気管内挿管をする機会はまずないと思われるため，その手技の説明は割愛し，ここでは気道確保とマスク・アンド・バッグのポイントについて解説します．

2. 気道確保のポイント

気道を確保するにはポジションが重要です．すなわち，仰臥位で，頚部を若干伸展させた体位が望ましく，肩下に2〜3 cm程度の肩枕を入れると良いでしょう．また「sniffing position」といって，においを嗅ぐときに「すこし，顔を前に突き出す姿勢」が良いという言い方をする人もいます．

下図のように上気道から下気道が一直線になっていることが重要ですが，屈曲しすぎても，過進展しすぎてもこうはなりません．

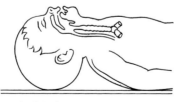

気道を確保できる正しい姿勢

3. マスク・アンド・バッグのポイント

　正しいマスク・アンド・バッグは「口と鼻を確実に覆うが目には
かからない」適切な大きさのマスクを選ぶことから始まります. こ
れをきっちりと密着させて, 胸の上がり具合を見ながら, 1分間に
40～60回バギングすることが大切です.

マスクは口と鼻を確実に
覆うが目にはかからない.

正しいマスクの大きさとは

9　新生児蘇生法

　国際的な新生児蘇生法（ILCORのガイドライン）が日本に導入されたのは2007年ですので，今年で14年目になります．ILCORのガイドラインは5年ごとに改訂され，2020年は改訂の年にあたるのですが，今回から5年ごとの大きな改訂は行わず，新しいエビデンスが出るたびにそれを評価して，取り入れてゆくことに方針変更されたようです．

　これまでの改訂で，ずいぶん内容が充実してきたことを物語っているのだと思われます．詳しい蘇生のアルゴリズムは蘇生のテキストを読んでいただくとして，ここでは「蘇生の流れ」をつかんでもらいましょう．

Step 1

　まず3つのポイントをチェックします．

1）早産児か否か？

2）呼吸・啼泣が弱くないか？

3）筋緊張の低下はないか？

　ここで，正期産児で，呼吸・啼泣が十分強く，筋緊張もしっかりしていれば，保温・気道開通・皮膚乾燥といったルーチンケアを施すだけで十分です．一方，この3項目のどれか1つでも問題があれば，保温・体位保持・気道開通・皮膚の乾燥と刺激を行いつつ，**Step 2**に進みます．

Step 2

　呼吸・心拍数の評価を行います．ここで，**自発呼吸がなかったり，心拍数が100回/分未満であれば，直ちに人工呼吸を開始する必要**があります．

一方，自発呼吸があり，かつ心拍数が100回/分以上ある場合には努力呼吸・チアノーゼの有無などをチェックすることになります．

Step 3

Step 2で，自発呼吸がなかったり，心拍数が100回/分未満であった場合，マスク・アンド・バッグで陽圧換気を開始します．**出生から人工呼吸の開始まで60秒以内に行うのが鉄則です！**

30秒間換気したら，心拍数をチェックします．ここで，心拍数が100回/分以上に回復し，自発呼吸もしっかりしているようなら，人工換気を中止して**Step 2**に戻ります．

Step 4

一方，**Step 3**で，30秒間，有効な陽圧換気を行っても**心拍数が60回/分未満なら，胸骨圧迫を開始し，気管挿管を考慮します．**

Step 5

胸骨圧迫は換気の効果を弱めるため，胸骨圧迫が必要な場合は気管挿管も行うのがベターです．圧迫は胸骨の下1/3の部位で行います．

比較的大きな児の場合は，両手で児の胸郭を包み込むように保持して，両母指を胸骨の上に重ねます．

圧迫の深さは胸郭の前後径の約1/3とします．胸骨圧迫と人工換気の比は3：1で，1分間に90回の胸骨圧迫と30回の人工換気を行います．30秒ごとに心拍数をチェックし，60回/分以上になるまで胸骨圧迫を継続します．

Step 6

　出生直後の児の徐脈の多くは換気不全か低酸素症が原因なので，適切な換気が最も重要です．したがって薬物が適応となることは稀ですが，100％酸素による十分な換気と胸骨圧迫を行っても，心拍数が60回/分未満のままの場合にはエピネフリン（ボスミン®）を投与します．

Topics　新生児蘇生法の進歩

　出生は一生の中で最も死の危険にさらされる瞬間です．世界中で，毎年約500万人の新生児死亡がありますが，そのうち約2割が出生時の仮死によるものです．

　仮死に対する処置が「蘇生」です．一般的な用語では，「蘇生」とは一度死んだり，あるいはそれに近い状態になった人が再び生命を取り戻すことですが，医学的には「仮死状態にある人に対して，胸骨圧迫や人工呼吸などを施して，生命を取り戻す行為」を意味します．新生児蘇生法の普及とともに，蘇生の技術は向上しましたが，やはり重症仮死で出生する児はなくなることはなく，仮死による低酸素脳症は大きな問題です．

　出生児の低酸素脳症に対する最近の治療法の進歩の最も代表的なものが「低体温療法」です．新生児蘇生法にも正式に書かれている治療法であり，中等症の仮死に唯一有効性が確認できている治療法です．この低体温療法について解説しましょう．

　重度の仮死状態になると，通常は脳に酸素が行かなくなってしまうため，命を落とすことが少なくありません．そして，たとえ救命できたとしても重度の脳障害，すなわち重度の後遺症を残すことが多いのです．しかし，これまでに，雪山で遭難し奇跡的に後遺症もなく救命されるという報告がしばしばなされていました．この理由を考えるうちに，たとえ仮死状態になっても，低体温状態にすれば，細胞の代謝機能が抑制され，エネルギーの必要量が少なくて済むようになるので，脳を障害から守られるのでは？という考えが生まれたのです．

　そんなアイデアから生まれた「新生児仮死に対する低体温療法」は，大規模なランダム化比較試験で有効性が証明され，臨床医が実践すべき治療と認定されたのです．

第4日
（木曜日）

新生児期に見られる代表的な疾患

10 新生児期に呼吸不全を 呈する疾患

　新生児期の疾患の大きな特徴の 1 つに，症状が非特異的であることが挙げられます．呼吸器疾患だからといって成人みたいに咳嗽や鼻汁が出るわけではありませんし，呼吸障害を呈する疾患も必ずしも呼吸器疾患とは限らず，心疾患・中枢神経疾患・先天性代謝異常症・低血糖など多岐にわたります．実際の臨床ではそれらを鑑別した上で，治療に当たらなければなりません．

　その全てを理解するのは，短期間の研修では難しいので，ここでは新生児の呼吸障害の見方について解説します．

呼吸障害を呈する疾患

呼吸器疾患	早産児：呼吸窮迫症候群，一過性多呼吸　など
	正期産児：肺炎，肺出血，胎便吸引症候群，気胸　など
気道病変	上気道：後鼻腔狭窄／閉鎖，小顎症，舌根沈下　など
	下気道：気管狭窄，気管軟化症　など
心疾患	チアノーゼ型心疾患，肺血流増加型心疾患　など
神経疾患	神経筋疾患，横隔神経麻痺，痙攣　など
消化器疾患	食道閉鎖症，横隔膜ヘルニア，胃食道逆流　など
代謝性疾患	低血糖症，低 Ca 血症，アシドーシス　など

1．呼吸窮迫症状

　呼吸窮迫症状という語は，新生児に限らず，広く呼吸障害を呈する症状に対して用いる語ですので，呼吸窮迫症候群の症状だけを意味する用語ではありません．呼吸窮迫症状としては，チアノーゼ・

多呼吸・陥没呼吸・呻吟が特に重要です.

（1）チアノーゼ

　チアノーゼは毛細血管血液中の還元ヘモグロビンが5g/dL以上になると出現します. このため, 多血の児ではチアノーゼが現れやすく, 貧血の児ではチアノーゼはわかりにくい点に注意が必要です.

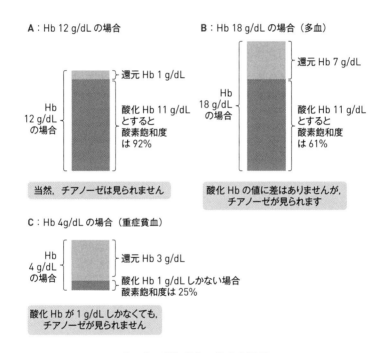

A：Hb 12 g/dL の場合

B：Hb 18 g/dL の場合（多血）

Hb 12 g/dL の場合
還元 Hb 1 g/dL
酸化 Hb 11 g/dL とすると酸素飽和度は 92%

当然, チアノーゼは見られません

Hb 18 g/dL の場合
還元 Hb 7 g/dL
酸化 Hb 11 g/dL とすると酸素飽和度は 61%

酸化 Hb の値に差はありませんが, チアノーゼが見られます

C：Hb 4g/dL の場合（重症貧血）

Hb 4 g/dL の場合
還元 Hb 3 g/dL
酸化 Hb 1 g/dL しかない場合酸素飽和度は 25%

酸化 Hb が 1 g/dL しかなくても, チアノーゼが見られません

チアノーゼと多血・貧血の関係

A：Hb 12 g/dL で酸素飽和度が 92%のとき, 酸化Hbは 11 g/dL, 還元Hbは 1 g/dL で, チアノーゼは当然見られません.

B：Hb 18 g/dL（多血症）のとき, 酸化Hbが 11 g/dL でも還元Hbは 7 g/dL あるため, チアノーゼが見られます.

C：Hb 4 g/dL（重症貧血）のとき, 酸化Hbが 1 g/dL しかなくても還元Hbは 3 g/dL しかないため, チアノーゼは見られません.

（2）多呼吸

　成人の呼吸数は 15～20 回/分程度ですが，新生児の呼吸数は 40～50 回/分が正常です．通常，新生児の場合 60 回/分を超える場合に病的な多呼吸と見なします．

（3）陥没呼吸

　呼吸が苦しいときには人間誰しも深呼吸を試みますが，この深呼吸とは呼吸補助筋などを使って，胸腔容積を大きくして，肺への空気の流入を促す行為です．この際，通常の肺なら，胸郭と同様に拡張するので肺胞の中に空気が流入してくるのですが，RDS でサーファクタントが欠乏した肺や気道の通りが悪い場合・無気肺に陥った場合などの病的状態では，胸郭は拡張するが肺胞はしぼんだままという状態になってしまいます．

　このため，肋間・剣状突起の下部など骨性胸郭に接した軟部組織の皮膚が吸気時に陥没してしまいます．これを陥没呼吸と呼び，児の肺へ空気が入っていかないことを示す重要な兆候です．

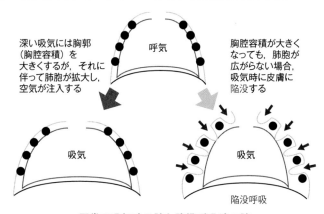

深い吸気には胸郭（胸腔容積）を大きくするが，それに伴って肺胞が拡大し，空気が注入する

呼気

胸腔容積が大きくなっても，肺胞が広がらない場合，吸気時に皮膚に陥没する

吸気

吸気

陥没呼吸

正常の吸気時の肺と陥没呼吸時の肺

大きく息を吸い込む際には，胸腔容積を大きくして流入する空気の量を増やす必要があります（左下）．しかし，肺のコンプライアンスが悪い場合には，肋骨・横隔膜に囲まれた胸腔容積を大きくしようとしても肺胞が広がらないために，骨性胸郭のみ広がって，その間の皮膚が陥没して見えるのです（右下）．

（4）呻吟

　人工呼吸器の重要な設定の1つにPEEP（呼気終末時陽圧）があります．これは，呼気終末時にも肺胞は若干開いている必要があるためです（機能的残気量）．一旦完全にしぼんでしまった風船を膨らませるには高い圧が必要ですが，ある程度の大きさを保ちながら，膨らんだり，しぼんだりしている風船を膨らますにはさほど高い圧は必要ないためです．

　健常肺では，サーファクタントがあるため，呼気時にも肺胞は決して完全にはしぼまないのですが，RDSでサーファクタントが欠乏した肺の場合などは，容易に肺胞が虚脱してしまいます．そこで，RDSの児は肺胞が虚脱しないよう，呼気時に声門を閉じ，自分の肺に呼気抵抗をかけようとします．そして，声門を閉じて息を吐くと，呻吟（うなり声）が聴こえるのです．

　呼吸窮迫症状は呼吸障害の病態を考える上で非常に重要であり，多呼吸・陥没呼吸・呻吟の有無を見ることで，呼吸障害を引き起こしている病態を推定することができるのです．

呼吸窮迫症状の有無と原疾患の関係

	多呼吸	陥没呼吸・呻吟
神経（筋）疾患・代謝性疾患　など	×	×
心疾患・代謝性疾患　など	○	×
呼吸器疾患・気道病変　など	○	○

　もちろん，これだけで診断できるわけではありませんが，「多呼吸はあるが，陥没呼吸はないチアノーゼを見たら，まずは心疾患を疑う」のはセオリーの1つです．また，代謝性疾患の場合，代謝性アシドーシスを代償するために多呼吸になったり，中枢性の呼吸抑制がかかることもあり，呼吸様式は一定しません．しかし，肺の障害

を伴わない限り，陥没呼吸や呻吟は見られないはずです．

2. 呼吸窮迫症候群（respiratory distress syndrome: RDS）

(1) 病　態

　肺胞に空気が入り気相・液相の界面が生じると，そこに表面張力（肺胞をしぼませようとする力）が働き，それに打ち勝つには非常に高い圧を必要とします．肺胞を開いたままの状態に保てるのは，成熟した肺胞にはサーファクタントが存在し，表面張力を低下させているからです．

　肺サーファクタントは，II型肺胞上皮細胞が在胎24～27週頃から産生するようになる脂質（および蛋白質）で，肺胞内に分泌されますが，これが十分にないと肺胞は子宮の外で広がった状態を保つことができません．呼吸窮迫症候群（RDS）は，肺サーファクタントが十分に産生されるより前に出生する早産児に特徴的な病態です．

(2) 症　状

　いわゆる呼吸窮迫症状（チアノーゼ，多呼吸，陥没呼吸，呻吟）が生後まもなく出現し，2～3時間のうちに増強します．呼吸障害の程度を評価する指標としては，Silverman's retraction score（シルバーマン・スコア☞p22参照）が有用です．

(3) 診　断

　生化学的な診断は，胃液マイクロバブルテストで行います．これは，胃液の中にサーファクタントが混入していれば，パスツール・ピペットによる吸出操作によって，直径15 μm以下の微小なマイクロバブルが形成されることを利用したものです．

胸部 X 線所見による RDS の重症度評価（Bomsel 分類）

	網・顆粒状陰影	肺野の明るさ	中央陰影の輪郭	気管支透亮像
Ⅰ度	かろうじて認められる微細な顆粒状陰影，末梢部に比較的多い	正常	鮮明	欠如または不鮮明，中央陰影の範囲を出ない
Ⅱ度	全肺野に網・顆粒状陰影	軽度に明るさ減少	鮮明	鮮明，しばしば中央陰影の外まで伸びる
Ⅲ度	粗大な顆粒状陰影	著明に明るさ減少	不鮮明，中央陰影拡大	鮮明，気管支の第2，第3分岐まで認められる
Ⅳ度	全肺野が均等に濃厚影で覆われる		消失	鮮明

　臨床的には，X線所見からの重症度分類（Bomsel）が有用です．なお，このX線所見の意味するところは，すべて，肺胞に空気が入っていないという事実です．

（4）治　療

　治療の要点は，虚脱した肺胞を開いてやること，すなわち人工呼吸器によって陽圧換気を行うことです．人工肺サーファクタント投与により，不足している肺サーファクタントを補充することとなります．

　人工肺サーファクタント出現までは，RDSはヒトの生育限界を決める最も重要な因子でしたが，約20年前から人工肺サーファクタントが治療薬として使用できるようになり，新生児医療は大きく変化しました．なお，人工肺サーファクタントを製品化したのは日本人で，これは世界に誇れる偉業です．

症例1

在胎32週，体重1,700gで出生し，呼吸障害を呈した1例

▶▶妊娠分娩歴

母体は2経妊1経産．妊娠31週3日性器出血をきたし，かかりつけの産科を受診，切迫早産の診断のもと，安静入院となった．

31週6日には，同院での超音波検査にて低位胎盤・子宮口の1指開大を認め，子宮頚縫縮術を施行された．翌日（32週0日）も，不正性器出血は持続し，腹部緊満を認めるようになった．このため，32週1日当院へ緊急搬送され，緊急帝王切開術が施行された．

▶▶出生時の状態と経過

体重は1,700g，アプガースコアは8点（1分値），9点（5分値）と仮死なく出生したが，早産・低出生体重児ため，NICUへ入院することとなった．

NICU入院時，児の呼吸数は65回/分で，呼吸は努力様であり，肋間・剣状突起部の陥没呼吸に加え，軽度の鼻翼呼吸を認めた．この時の胸部X線像を次ページに提示する．

在胎週数からRDSのリスクが高いこと，X線所見もそれに合致することから，マイクロバブルテストを実施し，微小な気泡の出現が乏しいことを確認し，RDSと診断した．気管内チューブから人工肺サーファクタントを投与し，その後，人工呼吸器による換気を開始した．

当初は，吸入酸素濃度を70％程度に保たないとSpO_2は90％台に達しなかったが，サーファクタント投与後は換気条件を速やかに下げてゆくことが可能となり，生後6時間後には吸入酸素濃度を27％まで下げることが可能となった．この時点での胸部X線を示す．このX線像から肺野の透過性が著しく改善している様子がわかる．

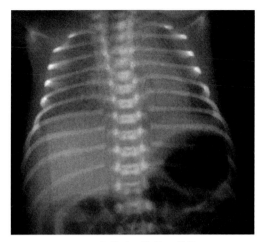

NICU 入院時の胸部 X 線像
肺野の透過性は低下し，RDS Ⅱ～Ⅲに合致する.

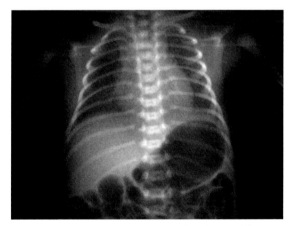

サーファクタント投与 6 時間後の胸部 X 線像
肺野の透過性の改善を認める.

　サーファクタント投与翌日には，呼吸器を離脱し，以後順調に体重も増加し，修正 37 週には退院となった.

3. 胎便吸引症候群 (meconium aspiration syndrome: MAS)

（1）病態生理

　胎便吸引症候群は，子宮内で低酸素血症に陥った児が胎便を排泄し，それを苦し紛れの"子宮内でのあえぎ呼吸"や"出生後の呼吸開始"とともに気管内へ吸引してしまうことに起因する呼吸障害です．出生後の低酸素血症・アシドーシスは新生児遷延性肺高血圧症のリスク因子として最も重要なもので，MASに続発する新生児遷延性肺高血圧症は最も重要な病態の1つです．

　新生児遷延性肺高血圧症（persistent pulmonary hypertension of newborn: PPHN）は名前の通り出生後も肺高血圧が遷延するため，肺への血流が妨げられ，出生後も卵円孔・動脈管を介する右左シャントが持続してしまう病態です．この状態が続くと，血液の酸素化・二酸化炭素の排出が上手くゆかず，ますます低酸素血症・アシドーシスが進行し，より肺高血圧が遷延するといった悪循環に入ってしまうのです．

（2）治療（予防）のポイント

　仮死にしない産科管理が重要であることは言うまでもありませんが，その後の呼吸管理も極めて重要です．気管内に存在する胎便が，換気不均衡・エアリークを招き，重症化すると新生児遷延性肺高血圧症を併発することがあるからです．こうなると，生命の危機に瀕する重篤な状態となってしまいます．何よりも，予防と初期治療が重要な疾患です．

　従来，新生児遷延性肺高血圧症は治療困難な病態の代表とされていましたが，近年，一酸化窒素（NO）吸入療法（用語12）がその治療成績を一変させました．

胎便吸引症候群の病態生理

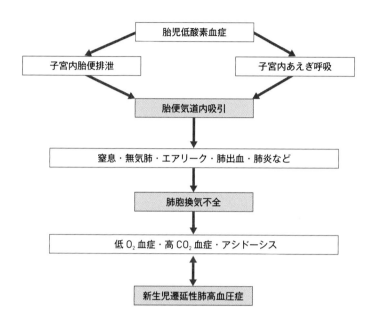

用語12　一酸化窒素（NO）吸入療法

　人工呼吸器回路内へのNOガス投与により，NOを吸入させる療法．吸入されたNOは肺血管平滑筋へ直接作用し，肺血管拡張作用をもたらしますが，NOは肺血管内に拡散すると，直ちに不活性化されるため，体血圧を低下させることがありません．

　2008年7月にNOガス「アイノフロー ®吸入用800 ppm」が医薬品として，またNO投与装置「アイノベント」が医療機器として，製造販売承認され，現在，新生児遷延性肺高血圧症に対する標準治療となっています．

症例 2

在胎30週，体重1,500gで出生し，呼吸障害を呈した1例

▶▶妊娠分娩歴

母体は1経妊1経産．29週6日前期破水を来たし，当院産科に紹介入院となった．入院2日目には，母体が発熱し，羊水の混濁を認めるようになったため，緊急帝王切開が行われた．

▶▶出生時の状態と経過

出生時，羊水は緑黄色に混濁し，児のアプガースコアは4点（1分値），6点（5分値）と仮死を認めた．直ちに口元酸素投与が開始されたが，チアノーゼは消失せず，呻吟・陥没呼吸を認めたため，気管挿管下にNICU入院となった．入院直後に撮影した胸部X線像を示す．

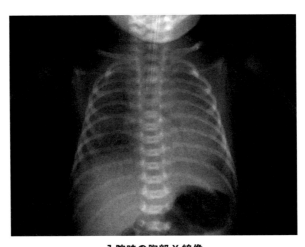

入院時の胸部 X 線像
RDS（Bomsel Ⅲ度）の所見に加え，肺門を中心とする索状影も見られ，MASの関与も考えられる．

早産出生であり，RDSの可能性が高い上に，出生時の経過から胎便吸引症候群（MAS）の合併が考えられた．胸部X線ではBomsel Ⅲの所見を得，また，胃液マイクロバブルテストでも微小な気泡の形成はほとんど見られずRDSの合併があるものと判断し，サーファクテン®を投与した．

　サーファクテン®投与後，人工呼吸管理を開始し，一旦呼吸状態は改善したが，生後21時間頃，再び呼吸状態不良となったため胸部X線を再度撮影した．

　X線所見から心臓の右方偏位を伴う緊張性気胸と診断し，トロッカー・カテーテル挿入した．その後，気胸は改善し，日齢5には人工呼吸器を離脱できた．

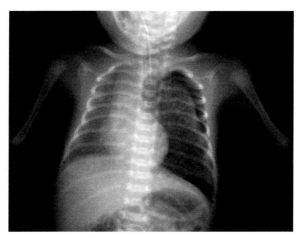

生後 21 時間の胸部 X 線像
心陰影は境界明瞭となっており，RDSは改善していると考えられるが，左側に気胸を生じている．

4. 新生児の呼吸管理

　新生児医療の最大の特色の1つは「呼吸管理」です．そこで，成人の呼吸管理と異なる点をいくつかご紹介いたします．

（1）とにかく小さい！

　1,000 g未満の超低出生体重児ともなれば，気管内挿管チューブの太さは2〜2.5 mmしかありません．このような細いチューブが，文字通り命綱となって呼吸を支えるのです．

（2）従圧式換気モードを用いる！

　成人の挿管チューブにはカフという風船のようなものが付いているのをご存じと思いますが，新生児で用いる挿管チューブにはそれがありません．新生児の気道粘膜は極めて脆弱なので，挿管チューブやカフで圧迫されると，容易に血行障害・浮腫を生じてしまいます．そのため，新生児に挿管チューブを挿入するときには，必ず多少の余裕，すなわちリーク（漏れ）がある状態を保たなければならないのです．

　リークのある状態で従量式の換気を行うと，肺が硬い場合にはせっかく呼吸器が送り込んだ空気がリークを介して漏れ出てしまい，有効な換気につながりません．そこで，新生児では，肺胞内圧が一定の圧に上昇するまで，呼吸器が空気を送り込むという従圧式の換気が用いられるのです．

（3）肺に優しい呼吸管理

　成人でもそのような考えはあるのかもしれませんが…とりわけ新生児においては，肺に優しい呼吸管理は重要です．超早産児といわれるような在胎週数の短い児では，人工呼吸器からの離脱には最低2〜3ヵ月は必要となります．

人工呼吸器による換気は決して生理的なものではありませんので，脆弱な肺にとって，呼吸器が与えるダメージは計り知れないものがあり，それをいかに軽減するかが新生児の呼吸管理の最も重要なポイントの1つとなっています．

　そのために新生児領域でしばしば用いるのが，PTV（patient triggered ventilation）とHFO（high frequency oscillation）の2つの呼吸法です．HFOは新生児特有の呼吸管理方法で，他ではあまり見る機会がない呼吸器です．一方，PTVは成人でも頻用されますが，1回換気量の非常に少ない新生児にうまく同調した呼吸補助をするのは，極めて難しいものです．

　しかし，PTVに関する技術革新は目覚ましく，年々同調性に優れた呼吸器が開発されています．その中でもNAVA（neurally adjusted ventilatory assist）というこれまでと全く異なるシステムが開発され，NICUの呼吸管理に新しい風が吹いています．そこで，HFOとNAVAについて解説します．

(4) HFO（high frequency oscillation: 高頻度振動換気）

　PTVによる呼吸管理は，吸気・呼気の圧較差による圧損傷は避けがたいものであり，脆弱な児においては，慢性肺疾患（CLD: chronic lung disease）やエアリークの発症を引き起こすことも稀ではありません．そこで考え出されたのがHFOという換気方法です．本呼吸法は換気回数が10 Hz（>600回/分）で，1回換気量が生理学的死腔より小さいというものです．

　気道内の空気および肺胞壁の振動によりガス交換を行うもので，平均気道内圧と吸入酸素濃度によって酸素化が規定され，振動の大きさ（振幅）によって二酸化炭素の拡散が規定されます．本呼吸法では，吸気・呼気の圧較差がほとんど生じないために，肺への圧損傷が起こりにくいという利点があります．

　まだ，大規模なスタディでHFOの効果を証明したものはないので

すが，多くの新生児科医は近年の超早産児の救命率の向上に大きく
貢献しているものと考えています.

　理論的には成人呼吸窮迫症候群（ARDS）など成人の重症呼吸不全
に有効と考えられますが，現実的には，成人でHFOを行えるような
パワーのある機器は極めて限られており，今のところ，主として新
生児で行われている呼吸方法です.

(5) NAVA（neurally adjusted ventilatory assist）

　これまでのPTVでは主として呼気流速をトリガーして補助換気
を行ってきましたが，体重が小さく1回換気量の小さな児や，
チューブと気管リークの大きな児では，うまく呼気流速が拾えない
といった問題がありました.

　一方，NAVAは横隔膜電位をトリガーする新方式です．食道内に
プローブを留置して，直近で横隔膜の電位を検知し，それに合わせ
て補助換気を行うシステムです．同調性が良いだけではなく，活動
電位が大きければ大きな補助を，小さければ小さな補助を…という
ように，換気補助の強弱も患者さんの呼吸に合わせてできる優れも
のなのです.

NAVA（neurally adjusted ventilatory assist）

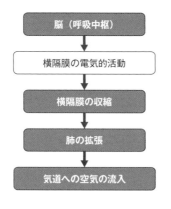

11 低血糖

新生児期の低血糖症は神経学的後遺症を残す危険性が高く，新生児科医が最も注意を払わなければならない病態の 1 つです．

1．低血糖とは

低血糖は，新生児で最も頻繁に遭遇する異常であり，神経学的後遺症に直結する重要な病態であるにもかかわらず，その扱いが難しい病態です．

低血糖の症状としては，「無呼吸・徐脈／頻脈・チアノーゼ・低体温／発熱・哺乳不良・元気がない・痙攣など」が挙げられますが，極めて非特異的ですので，症状のみから診断することは容易ではありません．

- 常に疑い，疑わしい場合には血糖をチェックする
- 低血糖症状はないが，血糖が低いときには，早期に授乳を開始する
- 低血糖症状を認める場合には，速やかに経静脈的にブドウ糖液を投与する

などで，血糖値を 40～50 mg/dL 以上に保つことが重要です．

2．血糖維持（エネルギー産生）のメカニズムと低血糖を起こす病態

子宮内では臍帯を介してグルコースが常時供給されていましたが，出生と同時に，胎盤からの糖の供給は遮断されます．一般に，

生後数時間〜数日は血糖を維持するために十分な量のミルクを飲むことはできませんが，正期産児では肝臓にグリコーゲンを貯蔵しているため，すぐに低血糖になることはありません．そして，糖の貯蔵量が減り始めると糖新生によって，アミノ酸からの糖の産生を開始すると共に，脂肪を利用する準備も始めます．

　しかし，早産児・子宮内発育遅延を認める児の場合，グリコーゲンの貯蔵量が少なく，より早期にグリコーゲンが枯渇し，糖新生が追いつかず，低血糖に陥ってしまうのです．

　また，仮死・低体温・努力呼吸・感染症・多血症などがあると糖の消費量が多くなり，低血糖に陥るリスクが高くなるので注意が必要です．

　また特殊な病態としては，糖原病のように，グリコーゲンが上手く利用できない場合や，インスリンの過剰分泌，副腎不全，成長ホ

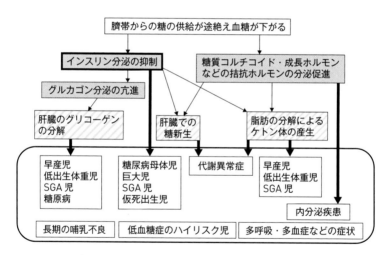

出生直後の血糖調節機構と低血糖のハイリスク児

低血糖が遷延するか否かを決めるのは，3つの調節機構が正常に作動するか否かにかかっています．3つとは，①肝臓に蓄えられたグリコーゲン分解，②糖新生によるグルコースの産生，③脂肪の分解・ケトン体の産生です．これには，低血糖刺激に対するインスリン分泌の抑制・インスリン拮抗ホルモンの分泌促進が必要です．この3つの調節機構が適切に作動しない児が低血糖のハイリスク児となります．

ルモン完全欠損症などの内分泌機構の異常症や糖新生の酵素異常などの代謝疾患では，容易に低血糖に陥ってしまうのです．

3. 高インスリン血症について

　新生児期の低血糖症のなかで，最も重要な病態が"高インスリン性低血糖症"です．その理由の1つは頻度が高いことですが，もう1つは高インスリン血症による低血糖には，より迅速な治療（糖の補充）が重要だからです．

　第2項で説明したとおり，通常ならば低血糖に陥ると，脂肪などの代替エネルギーの使用が見られるのですが，高インスリン状態においては，糖新生・脂肪の分解といった代替エネルギーの使用がすべて抑制されてしまいます．このため，高インスリン血症下における低血糖状態では，他の原因による低血糖症以上に，細胞がエネルギー不足に陥ってしまうのです．

　そこで，覚えておいて欲しいことは，「**新生児で低血糖を見たら，まず高インスリン血症を疑え！**」ということです．

12 黄　疸

　新生児にとって黄疸は非常に頻度の高い病態ですが，その対処の仕方が新生児期以降とは大きく異なるため，アウトラインは理解しておいてください．

1．新生児期に黄疸が発生しやすい理由

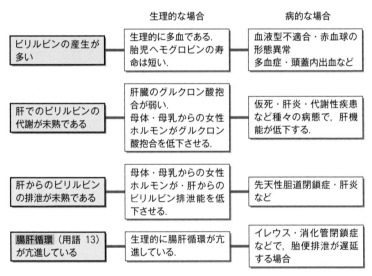

	生理的な場合	病的な場合
ビリルビンの産生が多い	生理的に多血である．胎児ヘモグロビンの寿命は短い．	血液型不適合・赤血球の形態異常 多血症・頭蓋内出血など
肝でのビリルビンの代謝が未熟である	肝臓のグルクロン酸抱合が弱い．母体・母乳からの女性ホルモンがグルクロン酸抱合を低下させる．	仮死・肝炎・代謝性疾患など種々の病態で，肝機能が低下する．
肝からのビリルビンの排泄が未熟である	母体・母乳からの女性ホルモンが・肝からのビリルビン排泄能を低下させる．	先天性胆道閉鎖症・肝炎など
腸肝循環（用語13）が亢進している	生理的に腸肝循環が亢進している．	イレウス・消化管閉鎖症などで，胎便排泄が遅延する場合

新生児期に黄疸が発生しやすい理由

用語13　腸肝循環
　胎児期には，腸管に分泌された直接ビリルビンは腸管粘膜で脱抱合され，間接ビリルビンとして血液中に戻り，胎盤を介して母体によって処理してもらっていました．成人では，この腸肝循環は抑制されるのですが，出生後しばらくは亢進した状態が続くのです．

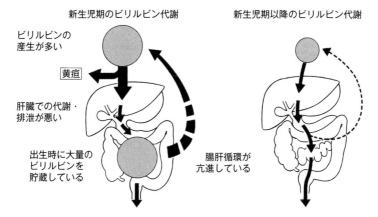

新生児期のビリルビン代謝　　新生児期以降のビリルビン代謝

ビリルビンの
産生が多い

黄疸

肝臓での代謝・
排泄が悪い

出生時に大量の
ビリルビンを
貯蔵している

腸肝循環が
亢進している

新生児期のビリルビン代謝の特徴

2．新生児期の黄疸治療の原則

　新生児期の黄疸の治療が成人の場合と最も大きく異なる点があります．それは，成人では通常，黄疸が高度である場合その原因疾患の治療のみを行うのですが，新生児の場合は，原疾患が同定できればその治療を開始することは当然のこととして，原疾患の如何に関わらず早急に黄疸を軽減させる，すなわちビリルビンを低下させる必要があることです．

　これは，間接ビリルビン（参照：次ページ表）が未熟な血液脳関門（blood brain barrier: BBB）を通過し，大脳基底核を中心とする脳障害（核黄疸）をもたらす危険性があるためです．

　最もよく行う治療法は，光線療法と呼ばれるものです．黄疸の強い児に光線を当てることによって，ビリルビンを光異性体に変化させ，水溶性とし，体外への排泄を促すものです．薄暗いNICUの中で，青いライトを浴びた新生児は幻想的な光景（？）ですが，美しいだけではなく大切な治療法なのです．

間接ビリルビンと直接ビリルビン

間接ビリルビン	直接ビリルビン
肝臓に取り込まれる前のビリルビン	肝臓に取り込まれた後のビリルビン
溶血性黄疸　…	閉塞性黄疸（胆道閉鎖症） 肝炎　…
脂溶性 ・排泄されにくい ・細胞内に取り込まれやすい ・BBB を通過しやすい ・核黄疸を生じうる	水溶性 ・排泄されやすい ・細胞内に取り込まれにくい ・BBB を通過しない ・核黄疸は生じない
光線療法の適応となる	光線療法の適応はなく，ブロンズベビーのリスクがあるのみ

　ビリルビンと一言でいっても，間接ビリルビンと直接ビリルビンでは大きく異なります．表に，その相違点を列挙していますが，溶血性黄疸で上昇し核黄疸（＝高ビリルビン脳症）を引き起こすのが「間接」，胆道閉鎖症で上昇するのが「直接」です！　これだけは覚えておいてください．

13 新生児期の細菌感染症

　新生児の敗血症は 1,000 出生に 0.1〜5 人の頻度で発症するとされており，報告にばらつきはありますが決して稀なものではありません．その発症時期から生後 7 日以内の発症を早発型，8 日以降の発症を遅発型と分類します．

1. 早発型敗血症

　早発型敗血症の過半数は生後 24 時間以内に発症し，胎内あるいは経産道感染によるものです．起炎菌の最も代表的なものが B 群溶連菌（GBS）です．発症時の症状は非特異的で，呼吸障害（無呼吸・多呼吸・陥没呼吸・呻吟・チアノーゼ）から急速にショック状態になることもしばしばです．

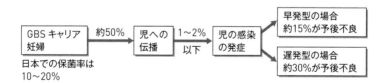

GBS キャリア妊婦から児への重症感染症の罹患

2．遅発型敗血症

　遅発型敗血症は生後2〜4週頃の発症が多く，垂直感染していた菌が病原性を発揮することもありますが，近年NICU内での院内感染が増加し，特にメチシリン耐性ブドウ球菌（MRSA）による感染の増加が問題となっています．

　症状は発熱の頻度が多くなり，その他に哺乳障害・嘔吐・not doing wellといった非特異的な症状が主体となります．

3．治療のポイント

◎早発型・遅発型ともに敗血症に髄膜炎を合併することも多く，その点を十分考慮に入れた抗生剤の使用が重要です．
◎新生児では，細菌感染の症状が非特異的でわかりにくい上に，一気に重症化し，大きな後遺症を残すことがあるため，常に疑うこと，そして早期の治療開始が重要です．

アドバイス

　新生児の具合が悪い！　という訴えを聞いたときには，まず重症感染ではないか？　と考え，迅速に対応することが重要です．決して，明日の外来受診を！　などと呑気なことを考えてはならないのです．

　また，新生児は体温の調節機能がいまだ整っていないために，周囲の温度（環境温）によってしばしば熱発したり低体温に陥ったりします．一方，重症感染でもむしろ低体温となり，発熱しないことも稀ではありませんので，熱がないことが感染症をルールアウトする根拠にはならないことを覚えておいてください！

Topics 新生児診療を支える「酸素飽和度モニター」

　酸素飽和度モニターは近年，新生児分野のみではなく多くの分野で活躍しています．気管支喘息などで息苦しい患者さんが病院を受診した場合，まず指先にセンサーが取り付けられます．すると，ピッ・ピッ・ピッという音とともに，酸素飽和度の数値が表示されるという機械ですが，ご覧になったことはないでしょうか？　この機器は新生児の呼吸管理にはなくてはならないものであり，新生児医療とともに発展してきました．

　さて，その原理ですが，血液の色って何色かご存じでしょうか？　医学書などでは，動脈血は赤，静脈血は青で塗り分けられていることが多いのですが，実際には，動脈血は明るい赤色で，静脈血は暗赤色（黒っぽい赤色）をしています．この色の差は，赤血球の中のヘモグロビンの色に起因します．

　つまり，酸素と結合したヘモグロビン（＝動脈血）は赤く，酸素を離したヘモグロビンは黒っぽい色をしているのです．この色調の差を利用して，赤血球中のヘモグロビンと酸素の結合の割合（＝酸素飽和度）を計算するのが，酸素飽和度モニターの測定原理です．

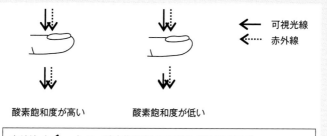

酸素飽和度測定の原理

赤外線の透過は酸素飽和度の変化を受けないが，黒っぽい血液（すなわち酸素飽和度の低い血液）は赤外線を透過させにくい．この性質を利用して，酸素飽和度を測定している．

　もう少し，具体的に説明しましょう．我々がある物体を見るとき，実際にはその物体にあたって反射してきた光を見ています．このため，光をよく吸収す

る物質は反射してくる光が少ないので，黒く見えます．つまり，色が黒い物質は，他の色の物質より光の吸収が多いのです．そこで，光（＝可視光）を血液に当てた場合，赤い血液（ヘモグロビンと酸素が多く結びついている血液）では多くの光が通り抜けますが，黒っぽい血液（ヘモグロビンと酸素の結合が少ない血液）では通り抜ける光の量が少なくなります．

　一方，赤外線はヘモグロビンと酸素の結合の有無にかかわらず血液を通り抜ける性質を持っているため，酸素と結合したヘモグロビンが増え，酸素を離したヘモグロビンが減れば，センサーが受け取る可視光は多くなりますが，赤外線はあまり変わりません．すなわち，酸素と結合したヘモグロビンが少ない場合には，センサーが受け取る可視光は少なくなるが，赤外線はやはりあまり変わらない，ということになります．

　つまり，センサーが受け取る可視光/赤外線の比率が分かれば，酸素と結合したヘモグロビン（＝酸化ヘモグロビン）と酸素を放したヘモグロビン（＝還元ヘモグロビン）の比率，すなわち酸素飽和度がわかるということです．

　この技術を開発したのは日本人です！

第5日
（金曜日）

他科との連携を要する病態

14 基礎疾患を有する母親から出生した児

　母体が基礎疾患を有する場合，胎児がその影響を受けることは少なくありません．甲状腺疾患・ITPやSLEなど自己抗体を有する母親の胎児は，胎盤を介してその自己抗体をもらってしまうため，胎児期あるいは新生児期にそれらの影響を受けてしまうことがあります．その他にも，糖尿病など胎児に影響を及ぼす母体の疾患がいくつかあります．ここでは母体の糖尿病，甲状腺機能亢進症を中心に解説します．

1．糖尿病母体児（Infant of diabetic mother: IDM）

（1）病態生理

　血糖は胎盤を通過しますが，インスリンは通過しません．このため，母体糖尿病による種々の問題は胎児への糖の過剰供給のために，胎児膵のβ細胞からのインスリン過剰分泌によるものが主体をなすと考えられています．

　母体の高血糖が児に及ぼす影響は，どの時期かということが重要です．

①妊娠初期（器官形成期）の高血糖は胎児奇形を引き起こす危険性が高く，

②妊娠後期の高血糖は，次ページの図に記載したような出生後の種々のリスクを増加させます．

　一方，母体の糖尿病が重症で血管病変を伴う場合は，胎盤血流の障害による胎児の栄養・酸素の不足が加わり，病態はより複雑になります．

母体の高血糖が児に及ぼす影響

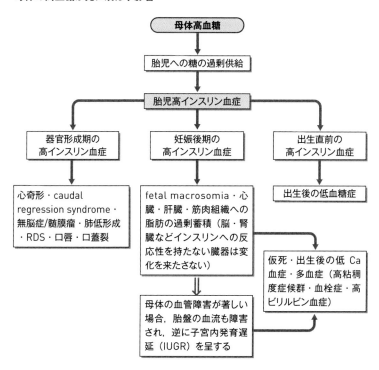

2. 母体甲状腺機能亢進症

　母親が甲状腺機能亢進症（Basedow病）の場合，以下の機序で，児の甲状腺機能が影響を受ける危険性があります．

　①経胎盤的に移行した母体の抗TSHレセプター抗体（TSAb，TRAbなど）が，児の甲状腺ホルモン分泌を促進しますが，その半減期は約2週間です．

　②経胎盤的に移行した抗甲状腺剤（チウラジール®PTU，メルカゾール®MMI）が，児の甲状腺ホルモンの産生を抑制しますが，

抗甲状腺剤の作用は通常，数日で低下します．

この①，②の両者のバランスで，児の症状が決まります．つまり，生後数日は抗甲状腺剤の影響のため，甲状腺機能亢進にはなりにくく，生後数日を過ぎた頃から甲状腺機能亢進症状が現れることがあるのです．

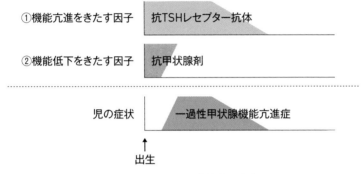

母体 Basedow 病で児の症状を規定する因子

このため，母体の甲状腺機能，抗TSHレセプター抗体の血中濃度，母体の抗甲状腺剤の内服状況（種類/量）に関する情報が児への影響を考える上で重要となります．

とりわけ，母親が外科治療・RI治療で寛解に入っている場合，TRAbやTSAbが著しく高値のことがあります．この場合，児が母体内で発症したり，新生児期に著しい機能亢進症状を呈することがあるので，注意が必要です．

また，出生後の抗甲状腺剤の内服は乳汁へ分泌され，出生後の児の甲状腺機能を低下させる危険性がありえますが，最近はよほど大量に内服しているのでなければ，問題にならないと考えられるようになっています（後述）．

15 子宮内感染症

1．TORCH症候群

　トキソプラズマ・風疹・サイトメガロウイルス・単純ヘルペスは胎内感染を起こすことで有名な感染症です．ただし，母体の感染が見られた場合に，必ずしも胎児に感染が成立し，症状が出るとは限りません．どのようなリスクがあるかを知っておくことも重要ですが，むやみに母親を心配させない配慮も大切です．以下に要点を整理しました．

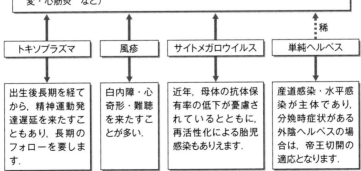

共 通 点
①主として，妊婦の初感染が胎児感染の危険性が高いとされています．ただし，母体の感染が見られた場合に，必ずしも胎児に感染が成立し，症状が出るとは限らない点に注意が必要です．
②妊婦自身は，不顕感染あるいはただの感冒症状のみであることが多く，気付きにくい．
③胎児の症状にも共通点があります（子宮内発育遅延・肝脾腫・黄疸・点状出血・頭蓋内石灰化／小頭症／水頭症などの頭部病変・脈絡膜炎・白内障などの眼病変・心筋炎　など）

トキソプラズマ	風疹	サイトメガロウイルス	単純ヘルペス（稀）
出生後長期を経てから，精神運動発達遅延を来たすこともあり，長期のフォローを要します．	白内障・心奇形・難聴を来たすことが多い．	近年，母体の抗体保有率の低下が憂慮されているとともに，再活性化による胎児感染もありえます．	産道感染・水平感染が主体であり，分娩時症状がある外陰ヘルペスの場合は，帝王切開の適応となります．

TORCH 症候群・個別のリスクと共通点

この他にも，成人にとっては軽微な感染症である“伝染性紅斑（りんご病）”の原因ウイルスであるパルボウイルスは胎児の赤芽球に感染して重度の貧血を招き，胎児水腫の原因となりうることが知られています.

　多くの場合，母体の重症度と胎児への影響は相関しないのです.

Topics　胎内感染症あれこれ

　感染症は抗菌薬の開発によって克服された領域と考えられた時期もありましたが，近年感染症が再び大きな問題となっています．これを書いている現在，COVID-19流行の真っただ中ですが，その評価は過ぎ去ってみないとわからないため，ここでは，それには触れません．

　さて，近年話題となっている胎内感染に話を戻しましょう．TORCH症候群のTから順に話題のポイントを解説します．

Toxoplasma（トキソプラズマ症）

　トキソプラズマ症は，寄生虫（原虫）により起こされる感染症であり，ほぼ全ての哺乳類・鳥類に感染能を持っています．健常者が感染した場合は顕在化しないか，軽度の急性感染症状を呈した後に保虫者となるだけですが，免疫不全者には重篤な症状を引き起こします．妊婦はある意味，免疫不全なので，注意が必要となります（胎児という異物を免疫学的に排除できない妊婦が免疫不全だと考えるのは当然のことです）．

　そこで，妊娠中の女性が感染することにより起こる先天性トキソプラズマ症は，死産および自然流産だけではなく児に精神遅滞，視力障害，脳性麻痺など重篤な症状をもたらすことがあります．

　トキソプラズマのヒトに対する感染は，加熱の不十分な食物（生肉・生野菜など）・ネコ糞便などの経口的な摂取により生じます．このため，感染したネコとの接触，井戸水，湧き水などの無処理の生水の摂取は感染の確率を上昇させるので，避けなければなりません．

> **妊婦の注意点**
> - 猫の糞便の処理は妊婦以外の者が行うことが望ましい
> - 生肉・生野菜の摂取，ガーデニングなどの土いじりは避ける

Rubella（風疹）

　2011年以降，海外の流行がしばしば日本に持ち込まれ，散発的な流行が見られています．近年の風疹流行の特徴は，報告患者の9割が成人であること，男女比が3.5：1と圧倒的に男性に多いことです．これは，本邦のワクチン行政の変遷と密接な関係があります．

1977〜1995年は，風疹ワクチンは中学生女子のみを対象としていました．このため，30〜40代の女性は1回の接種が済んでいるはずですが，30代以上の男性はほぼ全例未接種なので，抗体を保有していない可能性が高いのです．なお，1995年にはワクチンの対象は生後12ヵ月以上〜90ヵ月未満の男女に変更されましたが，これに伴って従来の集団接種が個別接種に変更になりました．この移行期に，中学生のワクチン接種漏れが少なからず発生したため，25〜35歳くらいの女性で抗体を持っていない人が少なくありません．

　　このような事情を背景に，海外から持ち込まれた風疹が，中年以上の男性の間で流行し，それが抗体を持っていない妊婦に伝染ると，大問題となるのです．

Cytomegalovirus（サイトメガロウイルス：CMV）感染症

　　CMVは一昔前には，ほとんどのヒトが小児期に感染してしまうありふれた感染症でしたが，近年公衆衛生の改善から，子供の間に罹患しないヒトが増えてしまいました．妊婦の初感染が胎児に難聴などの障害を引き起こすため，妊婦の抗体保有率の低下が先天性CMV感染症の増加をもたらしているのです．

　　とは言え，やはりCMVは保育所・幼稚園など幼小児の集まるところで流行しやすい疾患です．このため，妊娠中の母親が保育所・幼稚園などに通っている子どもからCMVをもらってしまうといったことが問題となる場合があります．このため，以下の注意が必要です．

> **妊婦の注意点**
> 上の子どもの食べ残しを食べない（＝唾液からの感染を予防する）

16 外科疾患

　新生児期に他科との連携を要する疾患はいくつかありますが，その代表的なものが，外科疾患，とりわけ消化管の閉鎖症でしょう．

　上部消化管の閉鎖は羊水過多を伴うことが多いため，胎児期に診断がついていることも稀ではありませんが，多くの症例は，出生後ミルクを飲み始めてから発症します．

　ほとんどの症例は，産科入院中に異常に気付きNICUなどに搬送されて診断されるため，小児科・産科・小児外科に携わらなければ，なかなか診る機会はないと思います．ただ，多くの疾患がX線写真1枚で診断がつくなど興味深い点が多々ありますので，ご紹介したいと思います．

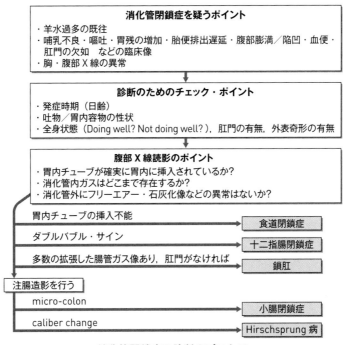

消化管閉鎖症の診断のプロセス

　X線写真1枚で診断がつく疾患の代表です．胃まで挿入したつもりのチューブが盲端に終わった食道で反転しています．これをコイルアップサインと呼び，この写真1枚で食道閉鎖症との診断がつきます．その上，この写真から，胃以下の下部消化管にガス像があることがわかり，下部食道が気管支と繋がっていることがわかります．

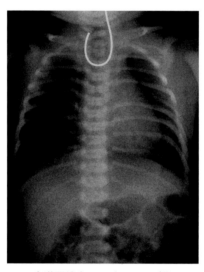

食道閉鎖症のコイルアップ像

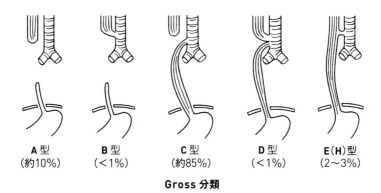

A型
（約10%）

B型
（<1%）

C型
（約85%）

D型
（<1%）

E(H)型
（2〜3%）

Gross 分類

この図から，上部食道が盲端に終わり，下部食道が気管と繋がっているのは，Gross 分類のC型かD型であることもわかります．

2．先天性十二指腸閉鎖症

これも典型的な写真で，いわゆる「ダブル・バブル・サイン」が見られます．十二指腸球部移行にガスが動いてゆかないことを示し

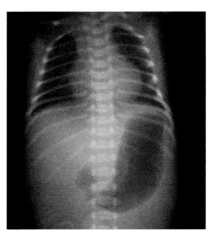

先天性十二指腸閉鎖症のダブルバブルサイン

ており，同部位の閉鎖症と診断されます．

　前ページのような食道気管支瘻を有する食道閉鎖症を除けば，閉
塞（あるいは狭窄）した腸管より口側の腸管が拡張し，肛側の腸管
ガス像が欠如（あるいは減少）する，というのが腹部X線読影のポ
イントです．

3．先天性小腸閉鎖症

　十二指腸閉鎖症に比較して大量の腸管の拡張像が見られます（下
図）．この写真だけでは，小腸の拡張か，結腸の拡張かを断定するの
は困難ですので，このような像を見たら注腸造影が必要です．

　注腸造影（次ページ図）では，萎縮した結腸が「マイクロ・コロ
ン」として描出され，小腸が閉鎖しているために，その先の結腸に

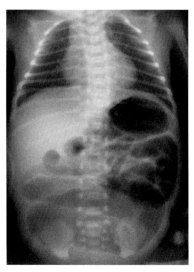

腸管の拡張像
腹部全域において著しい腸管の拡張が見られている．

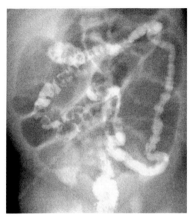

注腸造影
注腸造影では結腸はマイクロ・コロンとして描出され，
拡張腸管は小腸であることがわかった．

胎便が流れてきていないことがわかります．

4．腸軸捻転

　最後に，産科退院後に発症することもあり，かつ迅速な外科的治療を要する病態を1つご紹介します．

　それは「腸軸捻転」です．多くは腸回転異常症に伴います．通常，結腸は胎生期に反時計方向に回転し，後腹膜に固定されますが，その回転が途中で終わってしまった場合，結腸の固定が上手くゆかず，おなかの中でぶらぶらの状態になった腸管が捻転し，通過障害・血行障害をきたす病態です．血行障害によって腸管が壊死に陥る危険性が高いため緊急手術が必要です．

　この診断には超音波検査・上部消化管造影・注腸造影などが不可欠です．本症を疑った場合は必ず専門医にコンサルトしてください．

疑うポイントは…

- 出生後ミルクを飲めていた時期があったものが，急に哺乳が悪くなった
- 吐物に胆汁が混じる
- 下血を伴う
- 機嫌が悪い，皮膚色が悪いなど，ぐったりした様子である
- 腹壁が硬く緊満している

などです.

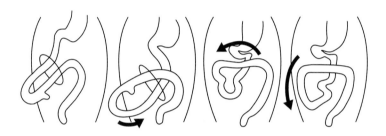

正常の腸管は，胎生 11〜12 週頃までに上腸間膜動脈を中心に反時計方向に
270 度回転して後腹膜に固定されます.
腸回転異常症は，この正常の腸回転が途中で止まってしまったものです.

腸管の回転（反時計回り）

まとめ
（週末）

1 週間の研修を終えて

17 新生児を救急外来で診察するときに絶対に見落としてはならない病態

　今まで説明してきた事柄のうち，早産・低出生体重児に関する多くのことは将来，新生児あるいは産科を専門としない多くのローテーターの方々には直接関係のないことかもしれません．

　しかし，正期産児であれば，通常生後4日目頃には産科を退院し，母親とともに家に帰ります．そのような児が不調を訴え，救急外来を受診した場合，もしかしたら当直で，そのような児の診察をすることになるかもしれません．繰り返しになる部分もありますが，そんなときに思い起こしてほしい注意点を記載します．

1. 見た目の印象を大切に！

　当たり前の話ですが，乳幼児は「どこが痛い」なんて教えてくれません．とりわけ新生児の場合，「肺炎」であっても熱が出るとは限りませんし，咳嗽や鼻汁が出るとも限っていません．では，何を頼りに病歴をとるのでしょうか？

　それは，

　「元気・機嫌が良いか？」

　「ミルクの飲みは良いか？　嘔吐はないか？」

をしっかりと確かめることです．通常，機嫌よくミルクが飲めていれば大きな病気を考える必要はなく，逆に他に有意な所見がなくてもこれらに異常がある場合には，重篤な疾患が潜んでいる危険性があるのです．

そして，診察で最も重要なことは？

それは，

「皮膚の色は良いか？」

「呼吸が楽そうか？」

などです．もちろん，胸腹部などの所見も重要ですが，それよりまず見た目が重要なのです．

2．細菌感染症を見落とさないこと！

　繰り返し書いてきたことですが，新生児期の感染症では「発熱」は必発ではありません．このため，元気がない・機嫌が悪い…などの症状を見た場合，たとえ熱がなくても，まず感染症を疑ってみることが重要です．

　「細菌感染症」の項（☞p.73）で説明したように，新生児期は年長児に比べて敗血症などの重症感染症の頻度が高く，急速に進展する危険性が高いため，常にそれを疑う姿勢が重要なのです．

　「よくわからないから，とり合えず抗生剤の内服を処方して，明日の受診を指示する」という態度は，絶対にとらないでください．

　哺乳の悪い児が確実に抗生剤を内服できるかは非常に疑問ですし，敗血症などの重症感染症に経口抗生剤はほとんど無効だからです．

　なお，感染症に発熱は必発ではないと書きましたが，発熱を見た場合はやはり感染症を考える必要があることは他の年齢と変わりません．

　米国のデータによると，生後3ヵ月未満の発熱児の重症感染症の頻度は6~10%ですが，生後2週間未満では25%，0~4週間では13%，4~8週間では8%ということです．このことからも，新生児期には細菌感染症の頻度が高く，注意を要することがおわか

りいただけると思います.

　なお，感染を疑った場合の初期検査は年長児と同様CBC, CRPなどの血液検査ですが，ご存じのようにこれらの検査は病初期には必ずしも陽性になりません．このため状態の悪い児の場合は，たとえ検査所見が陰性であっても，入院の上精査・観察が必要となります.

　一方，軽度の発熱はあるが，機嫌が良く，ミルクも飲めている…という場合は，単に「服の着せ過ぎ」，「部屋の温め過ぎ」などによる「うつ熱」もよく見られます．特に育児に慣れていない母親の場合，このような可能性も考慮に入れつつ，診てゆく必要があります.

３．新生児～乳児の風邪症状には要注意！

　かぜ，すなわち上気道炎の多くはウイルス性であり，有効な原因療法はなく，対症療法しかない…というのは成人も乳児も大差ありません．しかし，同じウイルスでも成人にはさほど問題にならないものが乳児にとっては重症感染になりうる，というのをご存じでしょうか？

　その厄介なのが「RSウイルス」です．このウイルスは，1歳以上の児が罹患しても，通常ただの鼻かぜにしかならないのですが，乳児が罹患すると，細気管支炎・肺炎など重症化しやすく，とりわけ無呼吸を引き起こし，突然死に至ることがあります.

　以前は冬場に流行していましたが，近年は夏場の報告も少なくありません．最近は15分ほどでRSウイルス感染を診断できる迅速キットが出回っていますので，乳児の感冒症状を見たときは，これを疑って検索することも重要です.

　現在，早産児と先天性心疾患などの児に対しては，予防薬（シナジス®）が認可されていますが，正期産児でも罹患し重症化しうるため，「最も注意すべき乳幼児のウイルス感染症の1つがRSウイルス

だ」といっても過言ではないでしょう.

4. 急性腹症を見落とさないこと！

　新生児期に救急外来で見落としてはならない病態で，細菌感染症とともに重要なのが，いわゆる急性腹症です.

　正確な部位診断までは難しいことも多いとは思いますが，これらの病態では「翌日まで待てない！」ことがほとんどですので，とにかく，疑ったら専門医に紹介することが重要になります. 具体的には，新生児〜乳児期早期に起こりうる代表的な急性腹症には次のものがあります.

　①鼠径ヘルニアの嵌頓

　②（腸回転異常症による）腸軸捻転

　③腸重積

　これらを疑う最も重要なポイントは，

　　「元気がない」　　「嘔吐」

　　「哺乳不良」　　「血便」

などの症状です.

　これらの症状を見た場合は，必ず上記の病態も疑う必要があるのです. 鼠径ヘルニアの嵌頓は見ればわかりますが，それ以外の場合，診断には超音波検査，CT，消化管造影などが必要となります.

　外来レベルで，最初にすべきことは，

　①しっかりとオムツをはずして，鼠径部まで診ることです.

　②次に行うべき処置としては，グリセリンによる浣腸（原液あるいは2倍希釈して体重1kgあたり1〜2mL）があります.

　これによって血便が見られたら，疑いはより濃厚となります. もちろん，血便が出なくとも，それだけで否定はできませんので，疑いがぬぐえない場合は，専門医への紹介・精査・観察が重要です.

5．新生児～乳児の突然死について

　それまで元気にしていた子どもが突然死んでしまう…そんな状況も小児救急の現場では決して珍しくはありません．そこで，そんな場面に遭遇した際に知っておくべき病態，すなわち「乳児突然死症候群（SIDS）」と「産院では気づかれず，退院後に突然死をきたしうる心疾患」について解説します．

（1）乳児突然死症候群
　　（sudden infant death syndrome: SIDS）

　厚生労働省SIDS研究班の定義によると，SIDSとは「それまでの健康状態および既往歴からその死亡が予測できず，しかも死亡状況調査および解剖検査によってもその原因が同定されない，原則として1歳未満の児に突然死をもたらした症候群」です．

　すなわち，「解剖」して初めて診断がつく病態です．乳児の突然死を見た場合，安易にSIDSと診断するのではなく，「解剖」を行い，窒息・虐待などによる外因死，後述するような基礎疾患を有する例を鑑別することが重要なのです．

　SIDSは主として睡眠時に発症し，およそ4,000人に1人とされています．多くは生後2～6ヵ月に発症しますが，稀に1歳以上でも発症することがあります．病因は中枢性の呼吸循環調節機能不全と考えられていますが，いまだ完全には解明されていません．

　なお，「うつ伏せ寝」，「人工栄養哺乳」，「保護者などの習慣的喫煙」が本症の危険因子とされることが多いのですが「児の温めすぎ」も重要な危険因子とする意見もあります．

（2）産院では気づかれず，退院後に突然死をきたしうる心疾患

　この代表が「左心低形成症候群」と「大動脈縮窄症あるいは大動脈弓離断症」の2つの病態です．この各々の病態を簡単に解説します．

A. 左心低形成症候群（hypoplastic left heart syndrome）

　高度の左心系（僧帽弁・左心室・上行大動脈・大動脈弓）の低形成を有する一連の心奇形を指す本病態では，左右の心房レベルでの交通と動脈管開存が生命を維持するために必須です．

1）出生後しばらくは…

　　・左心房へ戻ってきた肺静脈血は右心房へ流れ，ここで右心房へ戻ってきた全身からの静脈血と混合されます．
　　・この混合血が右心室から肺動脈へと駆出されます．
　　・肺動脈へ流れた血液の一部が動脈管を介して全身へ供給されます．

　一般的には心房間での交通は比較的大きいことが多く，チアノーゼは軽度なことが多いのです．

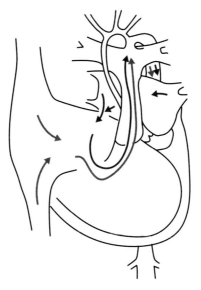

左心低形成症候群
右心房へ戻ってきた静脈血と左心房へ戻ってきた動脈血が心房レベルで混合される．これが右心室から駆出され，動脈管を介して大動脈弓へと流れてゆく．このため，動脈管の閉鎖は大動脈の血流途絶を意味する．

2）生後数日以降になると…

・心房間での交通が大きい場合，肺血管抵抗の低下に伴って肺血流が増加し，肺うっ血～心不全をきたすこととなります（一方，心房間の交通が著しく小さい場合は，チアノーゼが高度となりえます）．

・出生後，動脈管が閉鎖すると，体循環が維持できなくなり，急激に状態が悪化し，死に至ります（Ductal shock）．

　すなわち，本病態では出生直後は重篤な心奇形にもかかわらず，生後数日はチアノーゼもあまり目立たず，心不全症状も出ないことがあり，診断されずに産院を退院することがしばしばあります．しかし，肺血管抵抗の低下による肺血流の増加あるいは動脈管の閉鎖に伴って，急速に状態が悪化するのです．加えて，本病態に陥った児に酸素を投与すると…

・酸素によって肺血管抵抗はますます下がり，肺うっ血・心不全を助長してしまいます

・酸素によって動脈管の閉鎖を促進することによって，Ductal shock を助長します

といった事態になってしまうのです．

B. 大動脈縮窄症・大動脈弓離断症
（Coarctation/Interruption of aorta）

　大動脈弓離断症は大動脈縮窄症の極形と考えられる病態であり，狭窄部（あるいは離断部）以下の体血流は右心室から駆出された血液が動脈管を介して流れることで維持されます．このため…

1）出生後まもなく（動脈管が開存している間）は…

　動脈管を介する血液が狭窄部以下の体血流を維持しています．加えて，頭部など上半身へ流れる血液は左心室を出た酸素飽和度の高い血液が流れるため，顔面のチアノーゼはほとんどありません．

2）しかし，出生後数日して動脈管が閉鎖すると…

体循環が維持できなくなり，急激に状態が悪化し，死に至る
（Ductal shock）のです．すなわち，本病態でも，動脈管の閉鎖に
よって急激な状態の悪化（死）がもたらされるのです．

以上の記載からわかるように，乳児の突然死と乳児突然死症候群
は決してイコールではない！　ということを覚えておいてください．

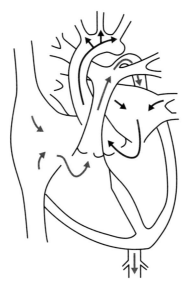

大動脈弓離断症
下半身の血流は，右心室→動脈管による血流に依存しているため，動脈管が閉鎖してし
まうと生きてゆくことができない．

18 医師として，ひととして…

　新生児の医療は，救急医療です．

　とっさの判断，一刻を争う処置，それができて初めて，周産期に関わるプロの医療スタッフ（新生児科医・助産師・看護師を含みます）といえるのです．

　自らの判断・治療に反応し，今にも息を引き取りそうだった児が，息を吹き返し，元気に退院してゆく．そして検診のたびにNICUを訪れ，元気に成長する姿を見せに来てくれる．それが，我々の最も大きな喜びです．

　しかし，適切な救急治療を行うだけでは，子供たちを幸せにすることはできません．子供の発達を願い，いかに健やかに育つことができるかを考えるには，発達に配慮した慢性期の治療（養育）もさることながら，両親への気配り，とりわけ障害を有する児の家族への配慮は欠かすことができません．なぜなら，不幸な家庭の中で幸福な子供は育たないからです．

　新生児の分野もまだまだエビデンスが確立していない事柄が多く，サイエンスとして今後よりいっそう発展してゆくことが望まれますが，医療スタッフ一人一人が，温かい目で患児・家族を見守ってゆくことも決して忘れてはならないことなのです．スタッフ一人一人の温かい心が一つになったとき，子供たちの笑顔が真に輝くのです．

　今の日本の医療は，技術優先・専門性優先で，人の心を忘れているのでは？　という批判が叫ばれるようになって久しいものです．

多くの医療関係者は「患者さんのために…」と日夜心身を砕いているのに，一部の心無いもののために，そのような言われ方をされているのだ，と私は思っています．

サイエンスを追求することは本当に重要なことです．しかし，医療スタッフとして患者さん（ひと）に接する以上，ひととしての心は絶対に忘れてはなりません．

初めて医療スタッフとして赤ちゃんに接することになった皆さん，是非もう一度，そのことを思い起こしてください．

最後に

　1週間　お疲れ様でした.

　本書の最初に記しましたが, 新生児期は「生命の危険に最もさらされるハイリスク・ピリオド」です. そして, この時期に受けたダメージが一生続く, 発達への障害の原因となることもあり, 一生で最も適切な医療介入を要する時期と言っても過言ではありません.
　すなわち, 新生児期を無事乗り越える手助けをする「周産期医療」は, 赤ちゃんにとって, そして人類にとって, 最も重要な仕事の1つだと思います.
　新生児の診療には, 産科医・新生児科医・看護師・助産師のみならず, 小児外科医・心臓血管外科医・脳神経外科医・眼科医・耳鼻科医・歯科/口腔外科医・整形外科医・脳神経外科医・理学療法士・薬剤師など多数の職種の医療従事者が関わっています. 皆様がどの分野に進まれるにしても, 赤ちゃんに対する正しい知識と理解を持っていただければ, 心強い限りです.

　本書が, ほんの少しでも, そのお役に立つことを願っています.

　　　　　　　　　　　　　　　　　　　　河井　昌彦

略語一覧

ABR	auditory brainstem response	聴性脳幹反応
BPD	bronchopulmonary dysplasia	気管支肺異形成
CAM	chorioaminionitis	絨毛膜羊膜炎
CDH	congenital diaphragmatic hernia	先天性横隔膜ヘルニア
CLD	chronic lung disease	慢性肺疾患
CMV	continuous mandatory ventilation	持続的強制換気
CMV	cytomegalovirus	サイトメガロウイルス
CP	cerebral palsy	脳性麻痺
CPAP	continuous positive airway pressure	持続陽圧呼吸
DIC	disseminated intravascular coagulation	播種性血管内凝固
DOA	dopamine	ドパミン
DOB	dobutamine	ドブタミン
DQ	developmental quotient	発達指数
DWI	diffusion-weighted MRI	拡散強調画像
ECMO	extracorporeal membrane oxygenation	膜型人工肺（膜型体外循環）
ELBW	extremely low birth weight	超低出生体重
FISH	fluorescence in situ hybridization	
GBS	group B streptococcus	B群溶連菌
GDM	gestational diabetes mellitus	妊娠糖尿病
GE	glycerin enema	グリセリン浣腸
GER	gastroesophageal reflux	胃食道逆流
GI	glucose insulin	グルコース・インスリン
GIR	glucose infusion rate	ブドウ糖投与速度

HELLP	hemolysis, elevated liver enzymes, low platelet	
HFO	high frequency oscillation	高頻度振動換気
HIE	hypoxic ischemic encephalopathy	低酸素性虚血性脳症
IDM	infant of diabetic mother	糖尿病母体児
IMV	intermittent mandatory ventilation	間歇的強制換気
IPPV	intermittent positive pressure ventilation	間歇的陽圧換気
IUFD	intrauterine fetal death	子宮内胎児死亡
IUGR	intrauterine growth restriction	子宮内発育遅延
IVH	intraventricular hemorrhage	脳室内出血
IVIG	intravenous immunoglobulin	免疫グロブリン静注療法
MAP	mean airway pressure	平均気道内圧
MAS	meconium aspiration syndrome	胎便吸引症候群
MR	mental retardation	精神発達遅滞
MRSA	Methicillin resistant Staphylococcus aureus	メチシリン耐性黄色ブドウ球菌
NAIT	neonatal alloimmune thrombocytopenia	新生児同種免疫性血小板減少症
NAVA	neurally adjusted ventilatory assist	
NEC	necrotizing enterocolitis	壊死性腸炎
NO	nitric oxide	一酸化窒素
PDA	patent ductus arteriosus	動脈管開存症
PEEP	positive end-expiratory pressure	呼気終末時陽圧
PFO	patent foramen ovale	卵円孔開存症
PHHI	persistent hyperinsulinemic hypoglycemia of infancy	新生児持続性高インスリン血症
PIE	pulmonary interstitial emphysema	間質性肺気腫
PPHN	persistent pulmonary hypertension of newborn	新生児遷延性肺高血圧症

PROM	premature rupture of membrane	前期破水
PVE	periventricular echo densities	脳室周囲高エコー域
PVL	periventricular leukomalacia	脳室周囲白質軟化症
RDS	respiratory distress syndrome	呼吸窮迫症候群
RSV	respiratory syncytial virus	RSウイルス
SAH	subarachnoid hemorrhage	くも膜下出血
SFD	small for dates	不当軽量
SIDS	sudden infant death syndrome	乳児突然死症候群
SIMV	synchronized intermittent mandatory ventilation	同期式間歇的強制換気
S-TA	surfacten®	サーファクテン®
TOF	tetralogy of Fallot	ファロー四徴症
TORCH	toxoplasma, rubella, cytomegalovirus, herpes simplex virus	
TPN	total parenteral nutrition	完全静脈栄養
TTN	transient tachypnea of the newborn	新生児一過性多呼吸
TTTS	twin to twin transfusion syndrome	双胎間輸血症候群
VLBW	very low birth weight	極低出生体重

索 引

1 週間で学ぶ新生児学

2005 年 10 月 1 日　　第 1 版第 1 刷
2007 年 12 月 1 日　　第 2 版第 1 刷
2010 年 11 月 1 日　　第 3 版第 1 刷
2020 年 11 月 1 日　　第 4 版第 1 刷 ©

著　著…………河井昌彦　KAWAI, Masahiko
発行者…………宇山閑文
発行所…………株式会社金芳堂
　　　　　　　　〒 606-8425　京都市左京区鹿ヶ谷西寺ノ前町 34 番地
　　　　　　　　振替　01030-1-15605
　　　　　　　　電話　075-751-1111（代）
　　　　　　　　https://www.kinpodo-pub.co.jp/
組　版…………上島美紀
本文デザイン・装丁……naji design
印刷・製本……モリモト印刷株式会社

落丁・乱丁本は直接小社へお送りください．お取替え致します．

Printed in Japan
ISBN978-4-7653-1844-0